QOLって何だろう

医療とケアの生命倫理

小林亜津子 Kobayashi Atsuko

JN229623

★——ちくまプリマー新書

292

目次 * Contents

序 章 QOLって何だろう……9

「よく生きる」とは／いのちへの問い／日本と欧米の違い／この本で伝えたいこと

第1章 医療とQOL……27

いのちか目か／医療における同意／愚行の権利／医学の進歩あってこそのQOL／ジョブズの選択／医学は感染症との闘いだった／「君が見ているのは、私じゃない」

第2章 高齢者医療とQOL――フレイルにどう対処したらよいか……53

病気になったら病院へ／病院医療の高度化／高齢者医療にあてはめると／医

療は魔法ではない／高齢期とフレイル／凝り固まったヒューマニズム／プラス介護で動きをうばう／どちらが本人のため？／ＱＯＬの叫び

第３章　認知症ケアとＱＯＬ……83

「アンパンを売らないでください」／日常生活が倫理問題に／もし病院だったら／ケアスタッフだったら、どうする？／ＱＯＬは本人が一番よく知っている／「本人のため」だから／認知症の人を地域でみていく／特別なアンパン

第４章　ＱＯＬを伝えられない人のＱＯＬ……109

息子の魂を自由にしてやってほしい／子どものＱＯＬを親が決める？／判断能力のない人のＱＯＬ／すべての医療を行う／どこからが「不自然」か／カトリック信者は外科手術を拒否できるか／標準的な医療と特別な医療／通常

と特別の線引きは？／ロックト・イン・シンドローム／私が行くと「ときめく」／生きることの意味や価値を問う

第5章　家族と私のQOL……139
年金七万円はおっきいよ／食べられなくなったら、それが母の寿命／リハビリさせないでほしい／関係性のなかにある自律／家族の望みが私の望み

第6章　看取りとQOL……161
看取りはお祭り／看取り搬送／蘇生しないでほしい（DNAR）／救命と看取りの交差／救急隊員の法的立場とジレンマ／家族の「啓発」は困難／わかっていても「もう一回」／死は生の出来事ではない／「このまま穏やかに看取りましょう、救急車は呼ばずに」

あとがき……188

イラストレーション：黒木裕貴

序章　QOLって何だろう

QOLという言葉を聞いたことがあるでしょうか。

QOLは〝Quality of Life《クオリティ　オブ　ライフ》〟の略語で、「生命の質」や「生活の質」、あるいは「人生の質」とも訳される生命倫理学のキーワードです。

〝Life〟は、私たちが人間として生きる姿を、様々な角度から表現している言葉です。Lifeは「いのち」「生きていること」を指す言葉であり、あるいは生き方、日常の生活や暮らし方でもあり、さらには、私たちの人生や生涯、この世に生きることそのものをも意味しています。

Quality of Lifeは、その「よさ（質）」を問います。

「生命の質」と言えば、生きることの意味や価値が問われ、人間の生命の尊厳や、苦痛のない「いのちの状態」が問題となります。

「生活の質」と表現すれば、病気を抱えながらも、できるだけ普段通りの生活を送れることや、自立して生きられること（これは人間の幸福感の源です）を目指そうとし、「人生の質」と言えば、その人の「生きがい」、自分らしく生き切ること、自分の人生観に沿った生き方が実現できるかが注目されます。

つきつめれば、ＱＯＬは、そのいのちを生きる本人にとっての「幸福」や「満足」を意味しているのです。

私たちは誰もがみな、自分の〝Life〟の「よさ」を追求しながら、毎日を生きています。健康に生きることを心がけたり、スポーツや趣味などに夢中になりながら時間を過ごしたり、あるいは、「自分らしい」生き方や「生きがい」を模索しながら、本を読み漁《あさ》ったり、将来の進路について、自分にとってより「よい」人生の選択をするために、あれこれと思いをめぐらせたりしています。

その私たちが求めている人生や生活、いのちの「よさ」を、生命倫理学ではＱＯＬと表現しています。

ＱＯＬは、おもにこれまで、医療やケアの倫理問題を扱う際に使われてきた概念でした。その最もオーソドックスな解釈は、古代ギリシアの哲学者プラトンがソクラテスに語らせた、つぎの言葉に象徴されています。

「大切なのは、ただ生きることではなく、よく生きることである。」(『クリトン』)

「よく生きる」とは

古来より、倫理学が目指してきたものは、「よく生きる」ことでした。

古代ギリシアでは、それは、智慧《ちえ》や勇気、正義(善)に適《かな》った生き方をすることであり、キリスト教では、信仰や愛に生きることであり、さらに儒教においては、仁、義、礼、智、信などの徳目として表されてきました。そして、高度に発達した現代医療では、それがQuality of Lifeという言葉で表現されているのです。

読者のみなさんにとって、「よく生きる」とは、どのようなことでしょうか。難しく考える必要はありません。みなさん自身が「楽しい」とか「ワクワクする」とか、「これをしているときが幸せ」と思えることでいいのです。

本書には、「アンパンを食べること」が何よりも幸せだと思っている人や、最期まで写真家として生き切りたいと、いのちを長らえることよりも、自分の視力を回復させることの方を優先しようとする人が登場します。

このような「生きがい」、QOLは、ときに本人の生命力を引き出して、「キセキ」を起こすこともあります。

以前、何日もの間、海を漂流していた男性が、奇跡的に救出されたというニュースがありました。話題になったのは、救出劇そのものだけではなく、男性が救出されるまで気力を保ち続けていられた理由でした。

「なぜ希望を持ち続けることができたのですか？」

彼はこう答えました。

「サッカーの試合で、ベッカムを観たかったから。」

彼はベッカム選手の熱烈なファンだったのです。

「生きがい」としてのQOLは、高齢や病気のために衰弱した人にとっても、その生命を支えてくれるかけがえのないものとなります。病に伏して、身寄りもなく、一日の大半をベッドに寝て過ごすという人たちのなかにも、テレビを観ることが、何よりの「生きがい」で、「だから今日も生きる」という人たちがいるのです。

ある本で、回復の見込めない高齢の患者さんが多く入院している病棟での、不思議なエピソードを読んだことがあります。

その病棟では、医療者が首をかしげてしまう不可思議な現象が起きていました。「もう長くはないでしょう。」そう言われていた患者の多くが、なぜか容態を持ち直し、ずっと小康状態を保っているのです。

医療者にとって、このようなことは、初めての経験でした。さらに、お昼近くの時間帯になると、なぜだか患者たちの目がキラキラと輝き出してくるのでした。

しばらくして、その理由が分かりました。彼らは、当時、国民的な人気を博していた、NHKのドラマ『おしん』を観ることを楽しみにしていたのです。ヒロインの「おしん」が生き抜いてきた時代は、患者が生きてきた時代とぴったりと一致していました。彼らは、おしんの生きざまのなかに、自分自身の人生を重ねて見ていたのでしょう。

病棟のスケジュールでは、リアルタイムでの朝の放送を視聴することができなかったので、みんな、お昼の再放送を楽しみにしていたというわけです。

しばらくその状態が続いていたのですが、ある日、病棟の廊下から、病室のなかにまではっきりと聞こえる大きさで、無神経な声が響いてきました。

「『おしん』が、もうすぐ終わっちゃうんだって！」

その後、どうなったと思いますか。

それを聞いた患者さんたちは、見る見るうちに衰弱していき、最終回の前後に、何人もの人たちが、相次いで亡くなってしまったのでした。

『おしん』を観たかったから、生き長らえていたなんて、医学的には説明がつかないことですね。

これらのエピソードが物語っているのは、人間は、希望があるからこそ生きられるということです。それは、私たちはみな「ただ生きている」のではなく、「よく生きること」「生きがい」を求めながら生きていることを意味しています。

だからQOLは、自分で感じ取り、自分で選び取るものです。「自分にとって何が好ましいのか」「幸福なのか」は、言うまでもなく、その人生を生きる本人にしか分からないからです。

みなさんにとって、QOLを生き生きと高揚させてくれるものは何でしょうか。

QOLの問いかけを深めていくことは、私たち自身のなかに眠っていた、いのちに対する根源的な問いを、次第にゆさぶり起こすことにつながっていきます。

いのちへの問い

この「いのちへの問い」が、世界中から日本に向けて発信されるきっかけとなった事件がありました。二〇一六年に起こった「相模原《さがみはら》殺傷事件」を覚えていらっしゃる方も多いでしょう。

神奈川県相模原市緑区の障害者支援施設「津久井やまゆり園」で、二〇一六年七月二十六日未明、入所者十九人が刺殺され、二十七人が重軽傷を負う事件が起こりました。逮捕された容疑者は、犯行予告とも思われる手紙を衆議院議長公邸に届けて、障害者差別ととれる言動を繰り返していたということです。

私はこの事件について新聞の取材を受けた際に、記者の方といろいろとお話ししたのですが、そのとき、つくづく感じたのは、この事件に対する、海外の反響と日本のそれとの大きな違いでした。

欧米では、優生思想に対して、世論がとても敏感に反応します。今回の事件でも、米国ホワイトハウスやローマ教皇は、すぐに声明を出しました。

ローマ教皇・フランシスコは、同日、事件で人命が失われたことに「悲嘆」を表明し、「困難なときにおける癒やし」を祈り、日本における和解と平和を祈願していました。ホワイトハウスでも、プライス報道官は「相模原で起きた憎むべき攻撃で愛する人を殺害されたご家族に、米国は最も深い哀悼の意を表する」という声明を発表しました。

しかし、日本では、障害者がターゲットにされた事件だということに対して、国民の当事者意識が低いように感じられます。精神的に問題のある一人の男性が起こした凶悪事件という認識にとどまり、彼に「障害者はいなくなればいい」と言わしめてしまった社会のあり方や、いのちの尊厳について、根本から問い直すという問題意識が、希薄なのではないかと思えてなりませんでした。

確かに、加害者自身に精神的な問題があったのかもしれませんが、何か彼の後ろ盾となるような思想が今の世の中にはあるような気がします。たとえば今、問題になっている出生前診断《しゅっせいぜんしんだん》をめぐる議論にも、通底するものがあるように感じます。

もともと出生前診断は、胎児の治療のためにできた技術でした。生まれる前に子どもの病気が分かっていれば、それに対応する医療チームを組んだり、治療プランを練ったりと、事前に準備をすることができます。

しかし、現在では、実際にこの検査で胎児に病気や障害があると判明した場合、中絶を選択するケースの方が多くなっています。出生前診断により、胎児に染色体異常のあることを知った妊婦の九十四パーセントが、中絶を選択していたという調査結果も報じられています（『毎日新聞』二〇一七年七月十六日）。

障害のある子どもを「産むか産まないか」という選択ができてしまうこと自体が、障害者差別を助長することにつながるとの批判を受けています。「障害のある子をもつことは不幸だ」という特定の価値観が刷り込まれてしまう可能性もあります。

この問題は、生まれてくる子どものＱＯＬ（いのちの質）を問う問題でもあります。

「障害をもって生まれてくることは幸せなのか。」

この問いは、現代に生きる私たち自身にも跳ね返ってきます。そもそも人間にとっての「幸せ」とは何か。「よく生きる」とはどういうことなのか。

日本と欧米の違い

宗教的なバックグラウンドのある欧米では、いのちの尊厳や生きることの意味を、神との関係で捉えようとします。

宗教のなかでも、いのちに対するスタンスを最も明確に示しているのは、ローマ・カトリック教会でしょう。私たちのいのちに向けられた、カトリックの宗教的信念は、生命倫理学の場面では、SOL（Sanctity of Life）、「生命の神聖さ」と表現されます。私たちの生命はみな、神から贈られた神聖なものである。よって、その神聖な生命を人為的に損なってはならないということです。

そして、カトリックでは、受精の瞬間から人のいのちが始まるとされるので、それを殺《あや》めることになる中絶は認められませんし、体外受精のように受精卵を人為的に操作することに対しても、否定的です。そこで、カトリックの信者は、体外受精を受けることをあきらめたり、中絶を選択せずに産むことを決断したりするなどというように、教会の見解に従おうとします。

プロテスタントの場合は、神と信徒の仲介役をしてくれる教皇や聖職者がいませんから、信徒が各自、「神と対話する」のです。以前、ある小説で、考え得る限りの悪事を尽くしたマフィアのボスのような人物が、「神様……」と祈っている場面を読んだとき、とても不思議な気持ちになりました。そうした感覚は、宗教的なバックグラウンドの希薄な日本に生きる私たちにとっては、クリスチャンなどではない限り、理解しづらいかもしれません。

自分のいのちや人生の選択に際して、「神よ……」と答えを求めて一心に祈る彼らの姿を想像してみたとき、みなさんはどのように感じるでしょうか。宗教の教えに縛られて不自由そうだなとか、もっと自由に（とらわれずに）自分の人生の質を決めていいのにと思いますか。

けれども、こうも言えるのではないでしょうか。

そのような宗教的な信念をもたないことは、たしかに「自由」であるかもしれない。

しかし、そうした「信念」のまったくない状態で、「自分で決めてください」と言われることは、ある意味、灯《あか》りのない暗い海のなかへいきなり放り出されるのと同じくらい、心もとない状況なのではないかと。

どう生きればよいのか。どのように死を迎えればよいのか。それを、「神」や教会のような、いのちや生き方に関する他人と共通した土台なしに、自分ひとりで決めなければならない。宗教的バックグラウンドが希薄な日本では、私たちのＱＯＬは、まるで根を張ることのできない浮草のような、きわめて不安定な状況のなかで問われていると言えるのではないでしょうか。

この私たちの「浮草のようなＱＯＬ」を、いくつかの角度から一緒に考えてみませんか。そう呼びかけたくて、私は本書を書きました。

この本で伝えたいこと

二十一世紀に入り、医療そのものが変貌を遂げつつあるなかで、高度に発達した医療技術が、必ずしも私たちの「幸福」や「よく生きること」につながらないと思われるケースが発生しています（第1章、第2章）。

「いのち」を救ってくれたり、「健康」を取り戻せたり、「長生き」を実現してくれたりする医療技術に、私たちはとても助けられています。「もっと生きたい」あるいは、家族に「長生きしてもらいたい」という、私たちの切実なニーズに応えるようにして、現代医療は「長く生きる」ための技術を編み出してきました。

けれども、この私たちの「希望」を叶《かな》え、「幸福」にしてくれるための技術が、かえって、私たちが「よく生きること」を妨げてしまっているのではないかという疑問もまた、生じてくるようになりました。

「延命医療が人生のすべてなのか。」

治療しさえすればいいのか、生きていさえすればいいのか。生きていても、いのちがあっても、その「いのちの状態」が、「私」に幸福感を与えてくれるのかと。

最先端医療の恩恵を、どの時代よりも享受できているはずの私たち現代人は、「幸福」ではないのでしょうか。

また、病院から地域へという「地域包括ケア」（第3章）の構想が浸透し始めることによって、これまで医療施設のなかにいた要介護の高齢者や患者が、住み慣れた地域へ帰ってきて、自宅でケアを受けながら日々を過ごすようになってきています。このような人たちが、病院から家へ戻り、「患者」ではなく、「生活者」として暮らすようになったとき、どのような問題が生じるでしょうか。

病気であっても、「生活者」として、できるだけ普段と変わらずに、それまでの自分のライフスタイルを全うできること、また、自分らしい生活を（最期まで）続けられることが、その人にとって「よく生きること」になるでしょう。

けれども、その「自分らしさ」を貫こうとすることが、本人の健康にとって悪い結果を招いてしまう（医学的リスクがある）場合には、医療者はどうすればよいのでしょうか。病気の治療のために、「その人らしさ」を我慢してもらうしかないのでしょうか。あるいは、病院にいるわけではないのだから、本人の希望をできる限り尊重するべきなのでしょうか。

どのような生き方が「よい」のか、「自分らしい」のかを、考えたり、感じ取ったりできるのは、その人生を生きる本人だけです。それは、医療用の検査データなどで、客観的に測ることのできないものです。

では、病気や事故などによって、自分の意思を伝えられない人は、どうすればよいのでしょうか（第4章）。先天的に重い障害をもって生まれていたり、事故や病気により脳や身体にダメージを負ったりしたために、自分がどのようにしたいのかを、他人にうまく伝えることのできない人もいます。

その人が「どうしたいのか」を、本人以外の第三者が判断することはできるのでしょうか。

たとえば、意識のないまま寝たきりの状態でいることが、本人にとって幸せなのか。それを他人が判断しようとすると、「このようないのちの状態は、はたして幸福なのか」「生きている意味や価値はあるのか」などという方向へ議論が広がってしまう恐れがあります。

これは、先ほどお話しした「相模原殺傷事件」とも通じる問題です。障害や病気をもつ人の「いのち」を、健常者が一方的に「不幸」だと決めつけてしまうことにもなりかねないからです。

私たちは、そこで「人間として生きること」の意味や価値について、徹底的に考えてみなければなりません。

さらに、「浮草のよう」とは言え、みなさんは毎日を一人ぼっちで暮らしてきたわけではありませんね。家族や親戚や友人、近隣に住んでいる顔なじみの人たちなど、私たちは、様々な人間関係のなかで生きています。

医療やケアなどの「いのち」に関わる場面では、本人の意向だけではなく、その周囲の人間関係、とくに家族との感情的な関わりが大きな影響力をもっています。

たとえば、リスクのある手術を受けるかどうか。本人が「受けたくない」「このままでいい」と思っていても、家族から「生きていてほしい」と、つよく説得されたために、しぶしぶ承諾するというケースは、珍しくありません（第5章）。

あるいは、在宅で療養生活を送っていた人が、いよいよ死に近づいたとき、本人が

「このまま畳の上で死にたい」とつよく願っていたにもかかわらず、混乱した家族が救急車を呼んでしまい、病院での望まない延命医療を受け続けた結果の死を迎えること（看取《みと》り搬送と言います。第6章）もあります。

私たち自身のいのちや人生、この私の〝Life〟は、家族や身近な人たちの〝Life〟にも大きく影響していることが分かります。それと同じように、みなさんの身近な人たちの〝Life〟もまた、みなさん自身の〝Life〟に深い関わりをもっているのです。いのちや人生は、自分ひとりのものではなく、家族などの他の人たちとの関係性のなかにあるからです。

この本は、どこから読み始めていただいても構いません。「序章」から「あとがき」まで、読み通すこともできますし、目次から興味のある箇所をみつけて読んでみても、パラパラと頁《ページ》をめくりながらの拾い読みでも大歓迎です。

本書のタイトルを自分自身に問いかけながら、読み進めてみましょう。

ＱＯＬって何だろう。「よく生きる」ってどういうことだろう。

生き方や人生をめぐるこの一つの問いが、実は医療やケアだけでなく、現代に生きる私たちの生きることの意味やいのちの価値、そして、家族との関係性など、複雑な要素をまきこむ遠大な問いかけであるということが、次第にはっきりしてくるでしょう。

第1章　医療とQOL

いのちか目か、数か月の延命かQOLか。

このような究極の選択をせまられたとき、あなたはどちらを優先するでしょうか。医療の最前線でQOLが問われる場面を、とても印象深いケースで訴えかけてくるのが、テレビドラマ『ラストホープ』です（第六話「命より視力を取り戻したい……余命二カ月の写真家が迫る究極の選択」）。現代医療が直面するQOLという難問について、「自分だったらどうするか」、考えてみてください。

いのちか目か

「天才・篠田《しのだ》」と呼ばれた写真家、篠田登志雄さんは、高度先端医療センターでの検査の結果、膠芽腫《こうがしゅ》というグレード4（もはや手術不可能な段階）の脳腫瘍《のうしゅよう》であると診断されました。すでに六つの病院が「さじを投げ」て、このセンターへたどり着きました。けれども、このセンターの最高度の医療をもってしても、完治できないことが分かりました。

また、篠田さんは、二年前から加齢黄斑変性《かれいおうはんへんせい》を患い、右目は完全に失明、左目もほとんど見えない状態でした。この目の治療の最中に、脳腫瘍が見つかったのです。余命は三か月だと言われていました。

ひと通りの病状説明を受けた後、彼は医師に問いました。

「病状は把握している。その上で俺は結論を知りたい。この病院は、日本が誇る最先端医療の現場なんでしょ。その最先端にいるドクターに聞きたい。俺の脳腫瘍は治るのか。治らないのか。」

医師は改めて彼に向き合って告げます。

「はっきり言います。今の状態から完治は厳しい。ただあらゆる治療法を使って、腫瘍を切り取る。」

別の医師も言います。

「余命を延ばすことは可能です。」

篠田さんは、しばらく沈黙していましたが、自分自身に言い聞かせるようにつぶやきました。

「最先端医療でも完治はできない……。」

医師は「私はまだあきらめてない」と言いますが、篠田さんは、「治らないことが分かってよかった。これで、ようやく覚悟がついた」と、静かに腰をおろしました。「ここまで来るのに一か月も無駄に使っちまったよ」と苦笑いしながら言いました。

そして、彼は医師に対して自分の希望を伝えます。

「頼みがあるんだ。いのちはいい。目の方を治してくれないか。研究段階のものでも何でも使ってもらって構わない。」

医師たちは絶句します。「ちょっと待ってください……。」

「一瞬でいいんだよ。この目を見えるようにしてくれないかな。」

医師は聞き返します。

「どうしていのちより目なんですか?」

「俺はファインダー越しにこの世の中を眺めてきた。助からないなら、もう一度だけ写真家に戻って、目の前の風景を切り取りたい。写真家として最期を終えたいんだよ。」

医師たちは沈黙してしまいます。


いのちか目か。読者のみなさんはどちらを優先したいですか。

自分にとって何が大事なのか。何を優先したいのかという問題は、まさにQOLの判断ですね。プロの写真家として生きてきた篠田さんにとって、視力は、最期まで自分らしくあるため、言い換えれば、QOLの高い人生を生き切るために欠かせないものだったのです。

ここで問題を難しくしているのは、QOLの内容が多種多様であることです。「何が大切なのか」は人それぞれで、極端に言えば、人の数だけQOLがあることになります。相手のQOLに耳を傾けることは、医療者にとって大切なことですが、今回のケースのように、それがいのち（この場合は余命）にストレートに関わってくるとなると、患者側の要求を鵜呑《うの》みにすることは困難になります。医師と患者といった立場の違いが、互いのQOLを理解しにくくしていることもありますし、もちろん医師同士の間でも、「何を優先するか」は異なってくるでしょう。

医師たちも悩んでしまいます。

「とにかく、まずはいのちだ。」

「その考えってどうなの？　長く生きたから幸せだなんてわからないじゃない。目より命の方がとにかく大事だって決めつけるのは、なんか引っかかる。」

「ですよね。患者さんの立場だったら、もっともだなと思って。」

「人の価値観はそれぞれよ。大切なのは、いのちだけとは限らない。」

「黙って死ぬのを見てんのか。この腫瘍の進行スピードは速い。今すぐ治療しないと本当に助からない。」

「医者が望むことと患者が望むことは違うからな。」

「それに医者それぞれのスタンスも違うからね。」

自分のＱＯＬに基づいて、延命治療を拒否するという篠田さんの毅然《きぜん》とした姿に、私たちは感銘を受けるのですが、同時に、ある疑問が生じてきます。自分のいのちのために必要とされる医療を（たとえＱＯＬを理由にしていても）拒否することは、ある種の「自殺」にあたらないのでしょうか。

また、医師が患者の希望を聞き入れて、「黙って死ぬのを見ている」こと、いのちを救うための「医療を行わないこと」は、倫理的に許されるのでしょうか。「治す」「助ける」という医療の使命に反することにならないのでしょうか。

医療における同意

これに類したケースは、実は、けっして珍しくはありません。自分がどうしてもやりたい仕事を優先させて、治療を後回しにするケースもありますし、西洋医学ではなく、代替医療を選択して、手術可能な時期を逃してしまうケースもあります。医師から見て「有益な治療」を拒否したり、わざわざ自分の身体に不利益になるような判断をしようとしたりする人は、結構いるものなのです。

なかには、腹膜炎の激痛に苦しみながらも、「誰にも俺の腹は切らせない」と主張し続ける人（元・武家のご出身の方でした）などもいて、手術しないリスクを伝えようとする医療者の説得に、素直に耳を傾けてくれる人ばかりではありません。このようなとき、嫌がる人を無理やり手術台にのせて、手術を強行してしまうことは、さすがにできません。

相手（患者）が嫌だと言う以上、それがどれほど医学的に見て「馬鹿」げている（無茶なこと）と思われても、医療を強要することはできません。相手の同意なしに処置をすることはできないからです。

現代の医療においては、「同意原則」が、法的にも倫理的にも重視されています。「同意原則」、すなわち、医療者は、患者の「同意」なしには、医療（処置）を行ってはならないというインフォームドコンセントの考え方です。医療には、必ず患者の「同意」が必要であり、同意なしに相手の身体に勝手にメスなどを入れることは、許されないという考え方です。

冷静に考えてみれば分かるのですが、医療行為の多くは、相手の身体への侵襲行為になりますよね。医療というのは、その人の身体に針を刺したり、薬物を入れたり、メスを入れたり、放射線を当てたりと、何らかの仕方で、身体に干渉する（身体を傷つける）行為になります。ですから、本人の同意なしに、勝手にそれらを行えば、たとえ医学的に「よかれ」と思われる場合であっても、傷害罪の適用を受ける可能性があります。

医療における同意は、現在の日本では当然のことと思われていますが、少なくとも一九九〇年代前半までは、必ずしもそうではありませんでした。

このインフォームドコンセントの考え方が浸透する前に、日本で起こった医療訴訟では、舌《ぜつ》がんの手術を拒否していた患者に対して、医師たちが「検査するだけ」と偽って麻酔をかけ、舌の三分の一を勝手に切除してしまったという事件が扱われたことがありました。

医師たちは患者を助けたいと思うあまり、本人の意思を無視して手術してしまったのです。あるいは、せっかくいのちが助かるのに、治療を拒否し続けている患者を「ワガママ」だと思ったのかもしれません。でも、その後、舌を切除された患者は、しゃべりにくい、ものを飲み込みにくいといった症状に苦しみ、QOLの低下を訴えました。

現代の日本で、このような事件が起こったら、大問題になることでしょう。先にお話ししたように、同意なき医療行為は、医療者の動機がどうであれ、身体に対する暴行となります。

ですから、本人が手術を拒んでいる以上、篠田さんに無理やり麻酔をかけて脳腫瘍の手術をすることは、人権の侵害になりますから、それはできないことになります。

愚行の権利

言い方を換えれば、私たち一人ひとりには、このような非合理的だと思われること、「愚行」を選択する権利があるということになります。この場合、「愚行」というのは、危険なこと、自分のいのちや健康をリスクに晒《さら》す行為、という意味です。別に、それが「くだらない」などという価値判断を下しているわけではありません。

世の中には、なぜこんな危険なことをするんだろうと思われる行為が多くあります。

最近では、危険な場所での自撮りによる事故が報道されています。以前、京都の観光名所を訪れたとき、庭に大きな蛇が出てきたことがあります。周囲の人は、悲鳴をあげて逃げ、お寺の人も危険だから近づかないようにと言っていたのですが、修学旅行に来ていた女子高生が、「蛇と記念写真！」と言って、蛇に顔を近づけて自撮りをしていました。飛びかかって来なかったのが不思議なくらいだったのですが、毒蛇だったらどうするんだろう……と思ってしまいました。

さらに、危険なスポーツやエベレストへの無酸素登頂など、リスクを冒してまでチャレンジしたいと思う人がいる一方で、なぜそのような危険なことをするのかと、疑問を感じてしまう行為が沢山あります。

けれども、私たち一人ひとりには、「幸福追求権」があります（日本国憲法第十三条にある人権の一つです）。「幸福」の中身は人それぞれですが、どのようなものであれ、本人がみずから選んだものであれば、そして、そのリスクを正確に理解した上での決断であれば、誰も本人にあきらめるように強制することはできないのではないかと考えられます。

つまり、他人に迷惑をかけない限りは、「愚行」も含めた個人の自由、自己決定は、認められるべきだということになります。

そして、医療における「愚行」において重要なことは、治療を拒否する患者は、けっして「死にたい」わけではないということです。彼はただ、自分らしく「生きたい」だけなのです。医学的観点から見れば、「愚かなこと」に思えても、本人にとっては、QOLを熟慮した上での決断であり、自分の生きがいに直結した選択なのです。

医学の進歩あってこそのQOL

この「愚行の権利」とあわせて、もう一つ、QOLを考えていくうえで、とても大切な観点があります。

それは、篠田さんが「ラストホープ」、先端医療の最後の砦《とりで》に行き着いて初めて、生に対する「あきらめ」を受け入れて(延命を断念して)、自分のQOLを選択することができたということです。

カンファレンスの席上で、医師の一人が本音をもらします。

「この患者さん……うち（最先端医療の現場）にきて死ぬ覚悟を決めた。そして、目の治療を優先でしょ？　普通じゃないわよ。」

「とにかく、ここは医療の最後の砦。延命が優先だ。」

「ラストホープ。患者さんにとって最後の希望。それはいのちなのか、視力なのか。

……難しいなぁ。どっちを優先すればいいんですかね。」

篠田さんの選択は「普通じゃない」と医師は言います。「普通」なら、「ラストホープ」、「患者にとっての最後の希望」は、病気を治したり、少しでもいのちを長らえたりすることなのでしょう。でも、彼にとっての「ラストホープ」は、写真家として生き切ることだったのです。こう考える限りでは、延命優先という医療のスタンスと本人のQOLとは、相容《あいい》れないものであるようにも思われます。

けれども、もし篠田さんが、延命すらできない状況だったら、延命と目、いのちとQ

ＱＯＬを天秤《てんびん》にかけるという選択自体が発生しなかったことでしょう。個人のＱＯＬを考慮した選択が可能になったのは、医学の進歩があってこそなのです。

ジョブズの選択

医療の場面において、自分のＱＯＬを考慮しながら治療法を選択する。現在では、ごく当たり前のような気がするかもしれません。

たとえば、アップルの元ＣＥＯ、スティーブ・ジョブズは、膵臓《すいぞう》がんが初めて見つかったときには、まだ十分に手術可能な状態でした。手術によって完治する可能性があったのですが、彼自身が断固手術を拒否しました。担当医も家族も友人もみな、彼をつよく説得したのですが、なかなか承諾しようとせず、手術の代わりに代替医療（鍼灸《しんきゅう》、食事療法）を選択しました。

西洋医学によって病気を治療することが、彼自身の価値観と相容れなかった、つまり、手術を受けることが、何か自分自身の大事にしてきたＱＯＬを損なうことになるのではないかという懸念があったのでしょう。

身体のことを考えたら、無理やり病院へ引っ張っていって、強引に手術を受けさせてしまった方がよかったかもしれませんが、いくら彼のため（医学上の利益）とはいっても、患者には、自己決定の権利があります。

その後、家族や友人のたび重なる説得で、彼は告知から九か月後にようやく手術を受けましたが、すでにがんは他の部位に転移していて、結果として手遅れということになってしまいました。

ジョブズも、先ほどの篠田さんも、治療や延命のための手術を受けるかどうか、視力を回復させたいか、さらに西洋医学以外の治療を試したいかなど、複数の選択肢のなかから、自分自身のQOLに一番マッチしたものを選び取ろうとしていました。

このようなことは、私たちが普段受けている医療でも珍しくないことです。頭痛や腹痛などで町医者へ行っても、「痛みが我慢できないときに飲んでください」という「頓服薬」のように、薬を飲むかどうかの判断が、私たちにまかせられることもあります。これも自分自身で、「どの程度の痛みが私のQOLを著しく損なうか」というQOLの判断をしながら、薬の「さじ加減」をしていることになります。

今では当たり前と思われている、このようなＱＯＬに基づいた医療の自己選択は、実は、ほんの数十年前までは、あまり考えられなかったことなのです。そもそも、かつては治療そのものに選択の余地がほとんどなかった上、自分一人が治療を受けないということが、許されない状況にありました。それは、私たちを襲う病気、医学の敵となる病気の性格（種類）が、現在とは全く異なっていたからです。

医学は感染症との闘いだった

医学の長い歴史の大半は、感染症との闘いでした。日本でも戦後（昭和二十年代後半）になるまでは、結核や肺炎などの感染症が、死因の多くを占めていました。江戸時代を舞台とした医療ドラマ『ＪＩＮ』のなかでも、タイムスリップした現代の天才外科医が、当時は存在しなかった抗生物質のペニシリンを使って、梅毒（性感染症）を治療したり、手術後の感染管理をしたりして、感染症と苦闘していましたね。いのちを救う際の医師の大きな役割が、感染症の克服（治療、予防）だったのです。

私たちのいのちを脅かす病の多くが感染症だった時代においては、いったん病にかかったら、とにかく一刻も早く治療を開始して、治してしまう必要がありました。本人のいのちにかかわる病気ですから、治療を受けるか否かという選択の余地すらありませんでした。

現代でも、たとえば二〇一四年に、エボラ出血熱が世界を震撼《しんかん》させたことがありました。この場合、とにかく治療しなければ、その人の生命が危うくなるだけではなく、早めに隔離しなければ、周囲の人に感染させて、病気が蔓延《まんえん》してしまう恐れもあります。感染力の強さからしても、何もしないでいたら、国家存亡、いや人類存亡の危機にも発展しかねません。たとえ患者本人が「放っておいてくれ！」と暴れていたとしても、みながその人を医療機関へ収容してしまいます。つよい感染力をもつ病気の場合、公衆衛生上の観点からしても、個人のQOLを考慮する余裕などなかったのです。

このような極端なケースを別にすると、現在では、感染症の治療が比較的容易になり（耐性菌の問題などはありますが）、病気の多くが生活習慣病になってきました。これを「疾病構造の変化」といいます。

戦後、日本でも「疾病構造」が目を見張るほどの変貌をとげ、日本人のおもな死因も急激に変化しました。結核、肺炎などの感染症による死亡が大きく減少し、代わりに、がん、心疾患、脳血管疾患などの生活習慣病が死因や疾病の中心を占めるようになりました。とくに、がんによる死亡は増加し続け、一九八一年以降は、日本人の死因の第一位となっています。

このような「疾病構造の変化」が、医療における個人のQOLの選択を可能にしたとも言えるのです。

結核などの感染症も、エボラと同様に、放っておいたら他人にうつってしまいますので、たとえ感染者本人が嫌がろうが、暴れようが、みなで寄ってたかって、その人を治療してしまいます。パンデミックに発展してしまうことを防ぐためにも、政府も民間も一緒になって、いわば連帯責任で協力し合いながら、病気を治そうとします。それを患者本人が「私は治療を受けたくない。これは人権侵害だ！」と訴えようとしても、「だって感染症なんだから仕方ないでしょ」と言われてしまいます。

ですから、少なくとも、結核が猛威を振るっていた時代の日本では、その治療を受けるか受けないかという選択を、本人にしてもらうという発想自体がありませんでした。

選択の余地がほとんどなかったのです。

それに対して、生活習慣病の特徴は、他人にうつる病気ではない、処置が（比較的）緊急性を帯びていない、そもそも治療を受けるかどうか、あるいは、保存療法か、外科的治療かなど、治療の選択肢があり、本人が自分の仕事や生きがいなど、人生の質を考えながら、個人の責任（自己責任）で決定することができるということです。

現在の日本では、衛生環境が整えられており、おもな感染症に対して、一定の医療で対処することができるようになっているため（はしかが流行るなど、感染症対策の下手な国とも言われますが）、日常生活のなかで、過剰に「衛生」に対して気を使わなくてもよくなったということも、個人のＱＯＬを考える「ゆとり」が得られてきた背景にあると言えるでしょう。

たとえば、私は以前、胃痛に悩み、胃炎の原因とも言われるピロリ菌の検査を受けたことがあります。もし感染していたら除菌を、と医師から勧められたとき、「除菌後に、再感染することはあるのですか？」と聞いてみたところ、「キスなどで再感染することもあるが、それはそれでいいと思っている。そもそも菌などを気にして孤立して生きる

感染症と生活習慣病

	感染症	生活習慣病
原因	細菌やウイルスなど 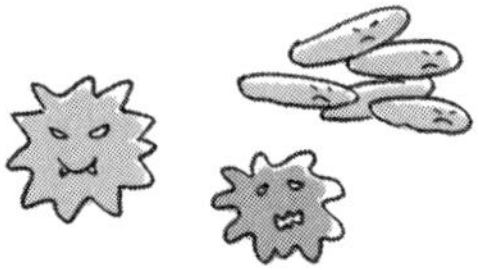	食生活や運動、睡眠、飲酒、喫煙やストレスなどの生活習慣にある 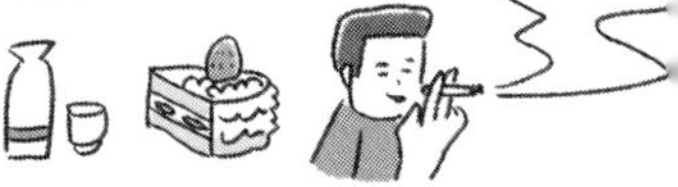
病気	代表的なのが結核 かつては死因の第1位 抗生物質の登場により 昭和20年代後半から激減	がん、心疾患、脳血管疾患（脳梗塞）など 日本人の死因の上位3つが死亡原因の約6割を占める
予防法	消毒やウイルスに対する免疫力（抗体）をつけるための予防接種など 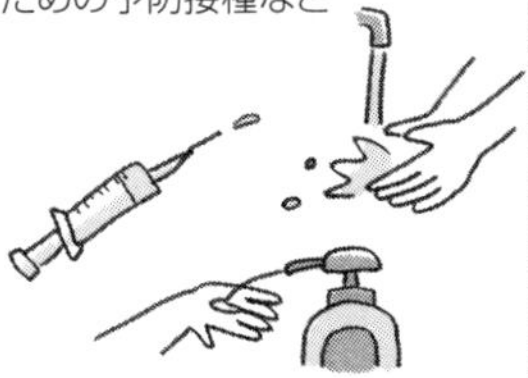	食事や運動などの生活習慣の改善による健康づくりが「一次予防」、検診や人間ドックなどによる早期発見・早期治療が「二次予防」 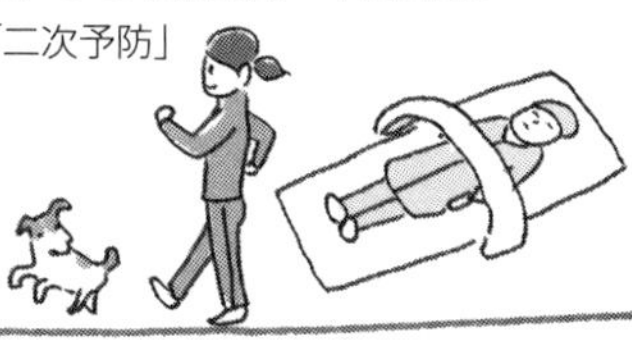
治療法	抗生物質などの投薬（薬物治療） 症状緩和のための対症療法 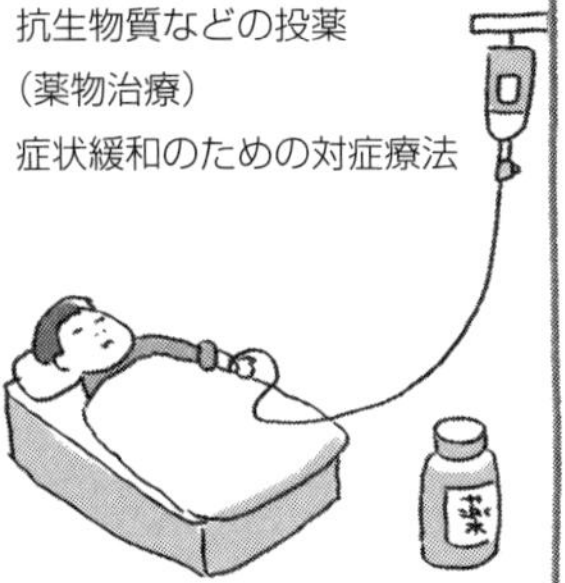 	「一次予防」と同様の生活習慣の改善が「食事療法」や「運動療法」と呼ばれる治療法となる。それでも改善がみられなければ投薬治療など 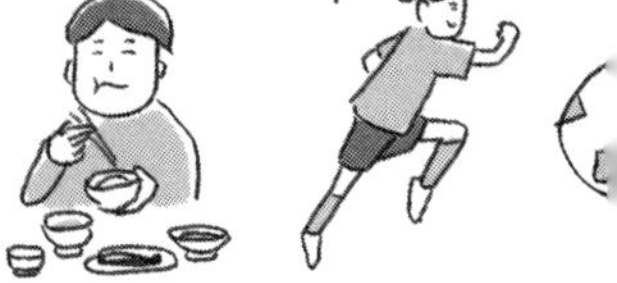

ようにできていないのだから、人間は。ハッハッハ」と言われ、「なるほど」と妙に納得してしまいました。ピロリ菌は胃がんの一因ではありますが、感染イコール死となって、自分が他人を死なせてしまう可能性が出てくるということは、まずありませんよね。

医学の進歩により、感染症の多くが私たちにとっての致命的な脅威とはならなくなってきたからこそ、公衆衛生上の問題を顧みることなく、自分のQOL（生活の質）を、「自分はどうしたいか」という個人の希望を中心に考えることができるようになったということです。

そもそもQOLを考える余地すらなかった時代のことを思えば、現代に生きる私たちは、とても「幸運」なのではないでしょうか。

「君が見ているのは、私じゃない」

冒頭の篠田さんは、その後、QOLをめぐって、医師たちとさらに深いコミュニケーションを重ねていきます。キュア（治療）とQOLという、本書の核心をなす理念が、象徴的に描き出されるのが、つぎの場面です。

後日、医師たちは、改めて篠田さんに状況を伝えました。目の手術で視力が戻る可能性は十パーセント、脳腫瘍の手術で余命が延びる可能性も同じ十パーセントだと。それを聞いた彼は、こう言いました。

「いのちと目。可能性が同じ十パーセントという偶然、ハハハ……面白いね。目の治療を優先してください。」

医師たちは、一瞬、言葉を失いました。医師の一人が、気を取り直して言います。

「脳腫瘍の治療を優先してください。患者があきらめても、医者があきらめるわけにはいかない。」

それを聞いた篠田さんは、苦笑しながらこう言いました。

「君が救いたいのは、私じゃない。」

「どういう意味です?」

「そのままの意味だよ。君が見ているのは、私じゃない。」

「医者として、どんな状況であっても、だれ一人見捨てない……。」

「こわいのか？」

「えっ？」

「君は最初から頑《かたく》なに、いのち、いのちと言っている。医者として、その信念が崩れるのがこわいように感じるが、気のせいかな？」

「……」

「それは俺もおんなじだよ。……最後に写真家でいられないことがこわいんだ。このまま暗闇のなか死ぬことが何よりこわい。写真を撮ること。それは、俺にとって生きることだ。」


いのちを「あきらめるわけにはいかない」と、懸命に治療を勧める医師に対して、篠田さんは言っていました。

「君が救いたいのは、私じゃない。」

「君が見ているのは、私じゃない。」

どのような意味でしょうか。
患者は目の前にいるのに。
そして、医師は「あきらめずに助けたい」と熱心なのに。

そう、これは「病気を診て、人を見ない」ということですね。
医師は、私の「病気しかみていない」。
私という人間の価値観、人生観を見ようとしない。
私にとってのかけがえのないＱＯＬを視野に入れようとしない。

「とにかく治してしまう」「あきらめずに治療する」というキュアの考え方は、感染症がメインだった時代には、とても有効だったでしょう。そうしなければ、本人のいのちも、周囲の人のいのちも助けられなくなってしまいます。
けれども、「脳腫瘍」のように、他人にうつす危険性のない病気の場合には、本人の気持ち、価値観や希望を考慮するＱＯＬのアプローチが可能になるのではないでしょうか。何より、彼にとっては、「写真家でいること」こそが「生きること」なのですから。

医師はもちろん、病気の治療をすることが一番の使命ですから、この場合も、キュア（治療）を最優先しようとするのは当然です。けれども、キュアの視点のみでは、自分の人生の質（QOL）が損なわれてしまうではないか。篠田さんが伝えようとしていたのは、そんな「QOLの訴え」だったのではないでしょうか。

医療は必ずしも、私たちのすべてにアプローチしているわけではありません。

当たり前のことですが、私たちが病気になっても、病気は、私たちの状態の一つに過ぎず、私たちは病気そのものではありませんよね。私には「頸椎症性神経根症《けいついしょうせいしんけいこんしょう》」という持病があるのですが、だからといって、家でも大学でも「頸椎症性神経根症さん！」と呼ばれたりすることはまずありません。「病気」は、私の属性の一部ではあるけれども、私は「病気」そのものではないからです。

「君が見ているのは、私じゃない。」

医師の目に映っているのは、「脳腫瘍・グレード4の患者」であって、「写真家・篠田」ではない、それは「『俺』じゃないんだ」ということを、彼は言いたかったのかもしれません。

「写真家でいられないことがこわい。」「目の治療を優先してください。」

そう言い張りながらも、篠田さんは、後日、医師に率直な気持ちを打ち明けます。

「今からでも、目ではなく、脳腫瘍の治療を優先する。フッ……毎日そんな考えが頭をよぎる。成功率は十パーセント。目の治療を優先しても、見えるようにはならないんじゃないかって。そう考え始めたら、無性にもっと生きたくなった。覚悟を決めたのに……。自分の弱さに腹が立つ。」

それを聞いた眼科医は、今度は逆に、彼のQOLの決定を励ます言葉をかけてしまいます。

「確かに成功率十パーセントとお伝えしましたが、それを五十パーセントに引き上げる自信があります。私は私以上に、優秀な眼科医を知りません。」

実は、この医師は、少年時代に写真家を志したことがあり、ひそかに「写真家・篠田」をリスペクトしていたのでした。

この二人の会話から、いのちとＱＯＬは、けっして単純に相反する価値観なのではなく、私たち一人ひとりのなかで、複雑に絡まり合っているということが見えてきますね。

ＱＯＬの選択は、とても複雑な葛藤です。それは、キュアを使命とする医師にとっても同じことです。いのちとＱＯＬは、たとえ医師であろうと、患者であろうと、その人個人の生き方や人生観のなかで、絶えざる自問を繰り返しながら、揺らぎのなかで問われ続けていくものなのです。

第2章　高齢者医療とQOL——フレイルにどう対処したらよいか

人生やいのちの意味を問うQOLには、自分の「生きがい」としてのQOLを追求するだけではなく、「このような状態の生に尊厳はあるのか」と、生きていること自体に意味や価値を問おうとする、きわめてシビアな場面が訪れます。

医学の進歩のおかげで、私たちが自分にとってのQOL（希望や価値観）を考えることができるようになってきた半面、技術の進歩そのものが、私たちにいのちの「質」を問う新たな倫理的葛藤をもたらすようにもなりました。

とくに病院医療の発達をふまえて、非日常的な高度な医療による「延命」やその果ての死などを前にしたとき、「このような医療を継続するべきなのか」と、QOLの観点からその医療そのものを疑問視することを余儀なくされるケースが、いくつも出てきてしまったのです。

小説『スクラップ・アンド・ビルド』（羽田《はだ》圭介《けいすけ》著、文藝春秋、二〇一五年）で繰り広げられる、八十代の祖父と二十代の孫との尊厳死をめぐる応酬を見ていきましょう。

「早う迎えにきてほしか」
「毎日、そいだけば祈っとる」
「もうじいちゃんは死んだらいい」

八十七歳の祖父の口から、何百回も発されたそんなセリフを、孫の健斗は、もはや相づちを打つこともなく、毎日聞き流していました。

祖父は数年前から、母と健斗の住むマンションに移り住むようになり、最近では、母親が出勤している間、無職の健斗が、家で祖父の世話をすることが多くなっていました。循環器系の薬を飲み、神経痛に悩まされながらも、八十七歳にしてはいたって健康体な祖父でしたが、杖《つえ》なしでの歩行が困難で、要介護3でした。

日々繰り返される「早う死んだらよか」のぼやきを、健斗は毎度のこととして受け流していたのですが、あるとき、ふと、いつもとは別の考えが頭をよぎりました。

言葉通りに「死にたい」のだ、と。

それは、祖父の切実な「魂の叫び」ではないかと思い至ったのです。

健斗の頭のなかには、かつて祖父が二度の入院をしたとき、「薬漬け病院」でベッドに横たわったまま、血走ったうつろな目とこれまでに見たこともない形相で、ひたすら天井を眺めながら、うわごとをつぶやいていた光景が浮かんでいました。そのときの状況が脳裏をよぎると、彼は、今でもぞっとしてしまいます。

「延命医療が発達した今の世では、したいことなどなにもできないがただ生き長らえている状態の中で、どのように死を迎えるべきかを自分で考えなければならなくなってしまった。ほとんどの人は昼も夜もない地獄の終わりをただじっと待つしかない。それは長寿の現代人にもたらされた受難なのか。」(『スクラップ・アンド・ビルド』六三～六四頁《ページ》)

技術の発達が独り歩きをし、本人のQOLが置き去りにされてしまっている、まるで私たちのいのちが、延命のための延命に飲み込まれてしまっているかのような状況です。

健斗は、このような「長寿の現代人」にもたらされた「受難」を、目の前の祖父の姿のうちに見て取ります。そして、こう考えるのです。

「この小さな祖父一人にそれを担わせるのはあまりにも酷ではないか」(同、六四頁)と。

彼は、延命という受難からの解放(早う死んだらよか)を願いながらも、その手段も能力も持たない祖父に代わって、尊厳死に手を貸してあげようと、あれこれと策をめぐらせるようになります。

それは、孫である自分にしか、叶《かな》えてやることのできない「使命」であり、同時に、延命医療の発達した現代世界につきつける「挑戦」にもなると、彼は確信したのです。

病気になったら病院へ

高度化した医療の技術や知識が、私たちの寿命を大幅に延ばすことにつながり、日本も長寿大国と呼ばれるようになりました。しかしながら、寿命が延びること（生き長らえること）と、QOLの向上とが、必ずしも一致してはいないということが、ここでは問題になっています。

「序章」でお話ししたように、QOLの基本となる考え方は「大切なのは、ただ生きることではなく、よく生きること」でしたよね。

医療はいのちを引き延ばすところまでは熱心だけれども、その延命の結果もたらされるQOLが問われる場面になると、途端に手を放してしまう、そんなイメージでしょうか。理想とされた長寿が、幸福とは言えず、受難になってしまうとは、何とも皮肉な事態です。

その背景にあるのは、病院医療の躍進です。二十世紀は病院医療の世紀とも呼ばれており、病院を中心として、医療は飛躍的に進展を遂げました。

第1章の『ラストホープ』の舞台となっていたのは、この「病院」という独特の非日常的な空間でした。そこは、高度な医療機器が揃《そろ》い、専門的な知識と技術をもったスタッフたちが待ち受けている、きわめて特殊な異空間です。

この病院の特徴は、「病の克服」という理念を掲げた、キュアのアプローチです。キュアとは、病気の治療に焦点を絞った、身体へのアプローチです。つまり、病気を治すためだけに設けられた特殊な施設が、「病院」なのです。

病院が医療の中心となったのは、比較的最近のことです。

病気になったら、「病院」へ行く。当たり前のように思われますね。でも実は、これは医療の歴史のなかでは、とても画期的なことなのです。かつては、病気になったら、医師が往診に来てくれるのが普通でした。病人は動くのがつらいですし、しかも重症であればあるほど、なかなか動けないものです。

私は学生時代、風邪をひいて高熱を出し、大事な試験を欠席したことがあります。その場合、試験当日に体調不良であったということを証明できる診断書をもらっていないと、再試験が受けられないというシステムになっていたため、熱でふらふらしながら、医療機関へ行った覚えがあります。

外出できないほど体調が悪いから、試験を欠席せざるを得なかったのに、そのために出かけなければならないなんて、何という不条理だろうと思いました。

どう考えても、医師の方が訪ねてきてくれるのが自然で、合理的ですよね。重症であればなおさらです。でも今は、なぜか怪我や病気が深刻であればあるほど、私たちは「病院へ行かなければ」と思ってしまいます。動けないほどの容態だったら、救急車に乗ってでも行かなければなりません。このような意識は、実は戦後のものです。

病院医療の高度化

戦後の日本では、往診が減っていき、病人の方が病院へ出向くようになりました。そして、二十世紀は「病院医療の世紀」と呼ばれるほどに、病院が医療のホームグラウンドとなります。

その背景には、自宅よりも病院の方が衛生管理が行き届いて、安全であるという観念や（感染症がメインの病気だった時代には、これはとても大切なことでした）、医療機器や医療施設が高度化したという事情があります。

とくに二十世紀後半以降、医療技術の飛躍的な進展にともない、高度な機器がつぎつぎと誕生しました。レントゲンや心電図、あるいはエコー検査など、診察や検査、治療のための医療機器が病院に備え付けられましたが、これらは、大型機器であったり、精密な機器であったりして、病院から簡単に持ち出すことができません。

そして、重症であればあるほど、病人の方が病院へ行かなければならなくなりました。検査や治療のために、高度な医療機器による対応が必要になるからです（この点については、猪飼周平《いかいしゅうへい》氏の『病院の世紀の理論』（有斐閣、二〇一〇年）が示唆に富んでいます）。

患者の側でも、高度化する病院医療への期待があり、自分や家族などが病気になったとき、「病院の医療を受けさせてあげたい」「最新の治療を受けたい」と、治療のために家から医療施設へ行くことが、最善（あるいは当然）であると見なされるようになりました。

そして、病院で働く医療者にとっては、とにかく患者の病気を治す、救命するというのが至上命題でした。このキュア、「治したい」という医療者のつよいモチベーションのもとで、大きな進展をみせた病院医療でしたが、半面、このキュアのアプローチが通用しない場面も、同様に目立ってくるようになりました。

「早う死んだらよか」

冒頭の祖父のぼやきを、思い起こしてみてください。

高齢者医療にあてはめると

高度に進化した病院医療が、その存在意義をうまく発揮できなくなっているのが、健斗の祖父のような高齢者医療の場面です。

たとえば「畳の上で死にたい」という高齢者が肺炎になったり、進行がんが疑われる所見が見つかったりしたら、どうすればよいのでしょうか。このような人たちを病院へ連れて行って治療をしてもよいのでしょうか。

これは、在宅医療において、最も答えの出しにくい問題とされています。

普通に考えれば、「病気なんだから、治療しなきゃ」と思いませんか。でも、このような人たちを、いったん入院させてしまったら、家へ戻ることが難しくなってしまいます。

「畳の上での死」どころか、病院の天井を見つめながら「終わりをただじっと待つしかない」状況となって、本人のＱＯＬ（希望、生きがい）が大幅に低下してしまうかもしれません。

「病気を見つけたらとにかく治療しなければ」と思いがちですが、そのようなキュアの視点で対応することが、必ずしも本人にとっての「最善」とは言いきれないのが、高齢者医療特有の難しさなのです。

たとえば、在宅で療養していた軽度認知症の高齢者が肺炎を起こしてしまい、治療のために、救急病院に運び込まれたとしましょう。

病院では、キュア、とにかく治療が最優先です。高齢者の死因の上位を占める肺炎からいのちを救うためにも、すぐに点滴等の処置が行われます。点滴をしている間は、静かに寝ていてもらわなければ困るのですが、認知症の人は、普段と違った環境（病院という見慣れない特殊な空間）に置かれると、不安になったり、落ち着かない気分になったりすることがあります。そして、おとなしく治療を受けることに我慢できなかったり、点滴を嫌がって、自分で抜いてしまったりすることもあります。

それでは治療ができないので、点滴をしている間は、「抑制」といって、動けないように、身体を拘束することになります。「抑制」は、本人の行動の自由を奪うことになるので、倫理的にも好ましくないことは分かっているのですが、肺炎で死んでしまうかもしれないという状況になれば、それもやむを得ません。

高齢の方が身体を動かせないでいると、あっという間に心身ともに能力や機能が衰えていってしまいます。それまで歩けていた人が、歩けなくなってしまったり、そのまま寝たきりになったりしてしまうこともあります。肺炎の治療をしているうちに、動けず、気が滅入って（病院の天井ばかり見つめていて）、もともとあった生活能力が落ち、認知機能が低下してしまうことも珍しくありません。

その結果、「せん妄」と呼ばれる意識障害（意識が混乱した状態になって、錯覚や幻覚、強迫的な考えなどに陥ること）が生じると、それを抑えるために、また薬が使われます。

すると、嚥下反射《えんげはんしゃ》（ものを飲み込む機能）が落ちてしまい、退院後には口から食べられなくなって、さらに認知症も進んでしまう……このような負のスパイラルに陥ってしまいます。

「治したい」というキュアのアプローチが、高齢者の体力をかえって失わせ、本人のADL（日常生活動作）やQOLを著しく低下させる結果になってしまっているのです。

同じことは、高齢者が、がんなどの手術を受けるケースについても言えます。手術自体はうまくいって、がんが切除できたとしても、術後に先の例と同じような事情で、歩けなくなってしまったり、寝たきりになってしまったり、認知症が進行してしまったりして、その後、自宅に戻れずに療養病床などに入院することになるケースも珍しくはありません。

たとえ肺炎やがんなどの病気は治せたとしても、このような「治療」は「成功」と言えるのでしょうか。

医療は魔法ではない

かつては、病院医療が、治らない病気をすべて治してくれる「魔法」のように思われていた時期もありました。とくに戦後、それまで不治の病だった結核などの感染症が、急速に治療できる病へと変化していく様子を目の当たりにしてきた人びとにとっては、医療は何でも治してくれる「魔法」のようなものだったでしょう。

だから、高齢の家族が病気になったときも、病院のいい医療を受けさせてあげたい、医療はこの病気も治してくれるかもしれないという医療への期待を、どうしても抱いてしまいがちです。

家族のこのような心情は、現在では「よく効く」とは言い難い（統計的有意差がかろうじて認められる程度の）認知症に対する薬が、大量に処方され、それに相当な額の医療費が使われていることにも表れています。

これは、本人の希望や医師の勧めというよりもむしろ、家族がこの「薬」をほしがるからだと言われています。認知症になった家族に対して、何もできないでいることが耐えがたく、「せめて薬を」と考えるのだそうです。そして、もしかしたら「薬が効いてくれるかもしれない」「医療が助けてくれるかもしれない」という「ラストホープ」（最後の望み）をかけてしまうのです。

けれども、医学は「万能」でも「魔法」でもありません。それどころか、フレイルな高齢者（後述）にとっては、病気を治してくれるはずの医療が、新たなストレッサーとなってしまうこともあるのです。

高齢期とフレイル

高齢期の医療は、特有のジレンマを抱えています。

病気を見つけたら、何でも使って、とにかく治療してしまうのがよいのでしょうか。それとも、高齢者本人のＱＯＬを考慮して、あえて「治療しない」方が、倫理的に望ましいのでしょうか。

若年や壮年とは異なり、高齢者に対する医療行為（治療、キュア）が不測の事態をもたらすというケースを言い表すために、今日では、医科学的な進展をふまえて、「フレイル」という概念が用いられ始めています。

この問題は、「とにかく病気を治す」というキュアの視点や、それによって培われてきた技術が、高齢者の「フレイル」な状況と、かみ合わなくなってしまっているということを意味しているのです。

「フレイル」と聞いてもピンと来ないかもしれませんね。無理もないことです。これは最近になって注目された言葉で、わが国では、二〇一四年五月に日本老年医学会が、高齢者の虚弱を「フレイル」と呼ぶことを提唱したばかりです。

「フレイル」とは、高齢期に、身体機能が全身的に低下して、身体だけでなく心理的にもストレスを受けやすい脆弱《ぜいじゃく》な（フレイルな）状態になっていることを指します。身体機能といっても、たんなる筋力低下だけでなく、移動能力や認知機能、栄養状態、日常生活の活動性、バランス感覚、疲労感などの機能全般を指しています。

高齢になり、心身が脆弱な状態になると、本人の気力も含めた、これら全般的な機能が低下しやすくなります。もちろん、お元気な方もいらっしゃるので、個人差がありま す。何歳からがフレイルだというように、必ずしも年齢で測れるものではありません。

病気ではなくても、気力の低下や疲労感が強まるケースもあります。

たとえば家にこもりきりの八十代の高齢者を、ケアマネージャーさんが「気晴らしになりますよ」と外に（デイサービスなどに）連れ出そうとしても、本人から「あなたも私くらいの年になれば分かると思うけどね、もう外に出たり、人に会ったりするのが億《おっ》劫《くう》なんだよ。放っておいてくれ」と言われてしまうこともあります。

「早う死んだらよか」という健斗の祖父のぼやきも、このような気力の低下などが関係していることが考えられます。気候などによっても、「ぼやき」が頻繁になったり、全くぼやかずに、心地よさそうに過ごしていたりと、高齢者は、周囲の環境に対してもフレイルに（影響を受けやすく）なっています。

さらに、フレイルに特徴的なのは、さきにお話ししたように、治療のための医療（および入院による環境の変化）によっても、本人が心身にストレスを受けやすくなっているということです。キュアそのものが、本人にとって、医学的な利益よりも害を招く可能性の方が高くなってくるのです。

治療行為そのものが、本人にとってのストレッサーとなって、歩けなくなったり、寝たきりになってしまったりと、重度の要介護状態になりやすく、ときには医療が原因となって（手術や麻酔などに耐えられず）、亡くなってしまうこともあります。

いのちを助けるための処置が、かえっていのちを失わせるという、何とも皮肉な事態が発生しています。

「病気を管理」（キュア）しようとすると、「人」が衰えていってしまうのですね。

「薬漬け病院」のベッドで、酸素吸入や点滴に心電図といった全身チューブだらけで眠っている祖父の姿に、健斗が見て取ったのは、こうした「フレイルのジレンマ」だったのではないでしょうか。

入院中の祖父を見舞った彼は、みな同じ状態で延命措置を受けている病室の高齢者を目にしながら、「苦しくてもそれでも生き続けるほうがいい」などという「凝り固まったヒューマニズム」と徹底的に戦おうと、固く心に誓ったのでした。

この「凝り固まったヒューマニズム」とは、どのようなことでしょうか。ちょっと考えてみましょう。

凝り固まったヒューマニズム

「ヒューマニズム」とは、人としての道を重んじて、たとえば「弱者をいたわる」などの人間愛を重視する思想のことです。すると医療における「ヒューマニズム」は、人のいのちは等しく尊い、大切にしなければならないという考え方になるでしょう。

この「生命はそれ自体で尊い」という価値観を、生命倫理ではSOL（Sanctity of Life）、「生命の神聖さ」と表現します（「序章」でお話ししました）。これは、とくに説明されなくても、直観的に理解できますよね。つまり、私たちにとって普遍的な価値観です。

どの人のいのちも同じように尊厳をもつので、大切にしなければならない。医療の場面では、大事ないのちを「死なせてはならない」、どのような状態であっても、いのちがある、「生きていること」自体がそれだけで尊いのだということになります。これは、少なくとも抽象的に考える分には、とくに異論の挟みようのないもっともな考え方です。

けれども、このような「ヒューマニズム」が「凝り固ま」ってしまうと、「生かし続けなければならない」になってきます。実際には、ひたすら一分一秒の延命を目指して、本人のQOLを顧みない医療がなされたり、フレイルな高齢者を、さらなるフレイルに陥らせてしまったりするような医療が行われることにもなってしまいます。

ヒューマニズム（人間愛）が、かえって、人間から、いのちの尊厳を根こそぎ奪ってしまうことになりかねないということです。

弱者（この場面では、フレイルな高齢者）をいたわるヒューマニズムが、弱者の尊厳を容赦なく奪い去ろうとしている。健斗が戦意を抱いたのは、そのような皮相な人間愛だったのではないでしょうか。

「畳の上で死にたい」と、在宅での穏やかな死を心から望んでいる終末期の人や、フレイルが進んだ高齢者のケースでは、病気の治療のみを考えるキュアの視点だけではなく、場合によっては、「治療しない」という選択肢もありうるのではないか。

最近では、世界的な研究がそう語り始めています（フレイルの段階や対応については、会田薫子「フレイルの知見を臨床に活かし幸せな〝生き終わり〟を」『医療と介護Next』第二巻五号（通巻十一号）メディカ出版、二〇一六年十月、六〜九頁を参照してください）。

読者のみなさんは、どう思われますか。

フレイルな高齢者のQOLを理由として、その病気を「治さないでおく」という決定は、医療の本分であるキュアに背くことにならないのでしょうか。

いったん、立ち止まって考えてから、つぎへと読み進んでください。

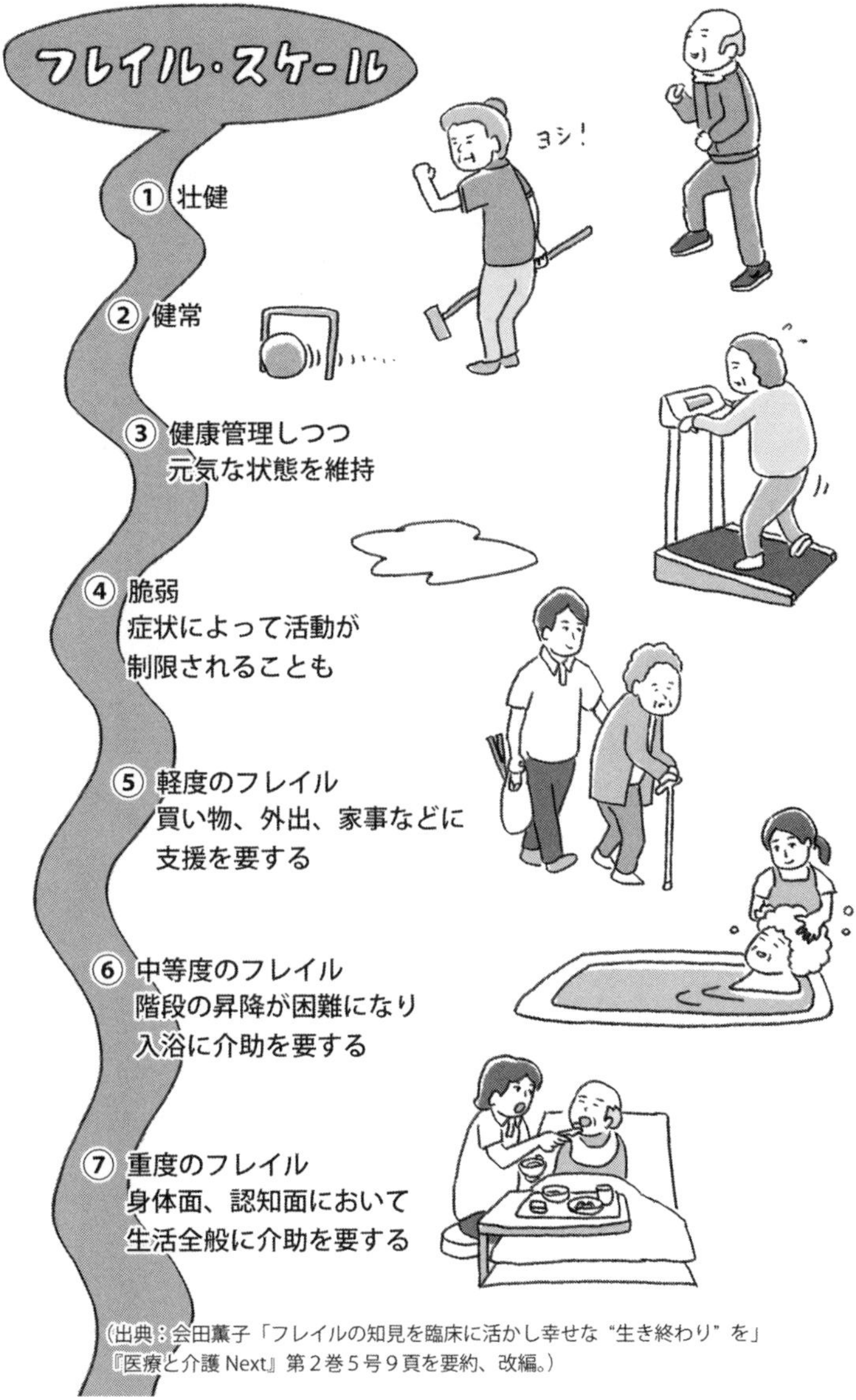
フレイル・スケール
ヨシ！
① 壮健
② 健常
③ 健康管理しつつ
元気な状態を維持
④ 脆弱
症状によって活動が
制限されることも
⑤ 軽度のフレイル
買い物、外出、家事などに
支援を要する
⑥ 中等度のフレイル
階段の昇降が困難になり
入浴に介助を要する
⑦ 重度のフレイル
身体面、認知面において
生活全般に介助を要する

（出典：会田薫子「フレイルの知見を臨床に活かし幸せな“生き終わり”を」『医療と介護 Next』第２巻５号９頁を要約、改編。）

プラス介護で動きをうばう

さて、さきほどの『スクラップ・アンド・ビルド』の話に戻りましょう。

「早う死んだらよか」

祖父のこの言葉を、現代医療からの解放を求める「尊厳死願望」として解釈した健斗は、この願いを何とかして叶えてあげようとします。そのために彼は、どのような手段を取ったと思いますか。

彼が選んだのは、「過剰な介護」によって、要介護者（祖父）の動きを奪い、「要介護3を5にする介護」を実践することでした。高齢者をよりフレイルにする徹底的な「プラス介護」に全力をあげて取り組んだのです。

先ほどの「フレイル」のケースで見たように、本人の身体の動きを奪うことが、高齢者の速やかな衰弱につながっていきます。できるだけ苦痛のない穏やかな死を迎えてもらうためには、この「過剰な介護」を日常生活のなかで実践することが一番だと健斗は考えました。

たとえば、皿を流しに持っていくとか、物をよけながら歩くとか、服をたたむなどの日常生活動作を、祖父には極力させずに、「何もしなくていいよ」と言ってあげるのです。動く機会を奪われていく祖父は、次第に心身の自立を失っていき、ゆるやかに苦痛のない死へ至ることができるのではないか。そう考えたのです。

介護職に就いている友人の大輔から聞いた言葉が、その考えを後押しします。

「人間、骨折して身体を動かさなくなると、身体も頭もあっという間にダメになる。筋肉も内臓も脳も神経も、すべて連動してるんだよ。（中略）過剰な足し算の介護で動きを奪って、ぜんぶいっぺんに弱らせることだ。使わない機能は衰えるから」（同、二七頁）と。

高齢者本人から動きを奪って、よりフレイルにしてしまう。

現代医療のキュアとおなじやり方で、現代医療に戦いを挑む（尊厳死を叶える）という、何ともエスプリに富んだ展開ですね。

家庭内で、これとは対照的なのが、健斗の母でした。

「お母さん、お皿、お願いします」

食べ終えた皿を祖父が差しだすと、母は舌打ちした。

「自分で台所まで運ぶって約束でしょ。ったく甘えんじゃないよ、楽ばっかしてると寝たきりになるよ」

娘に怒られ下を向いた祖父は渋々立ち上がり、左手に皿を、右手に杖を持ちゆっくりと台所へ進む。週に数度はこのやりとりが繰り広げられた。(同、一八〜一九頁)

健斗の母は、祖父(実父)の自立を促そうとして、引き算の介護、できるだけ手をださないマイナス介護に徹していました。祖父が、他人に食後の皿を流しに持っていってもらうようにお願いすると、「自分が使ったぶんは自分で持って行く約束でしょうが!」と険しい声で威圧します。祖父から自立を奪おうとする健斗とは、介護のスタンスが正反対ですが、母は、母なりに祖父のことを真剣に考えているという点で、健斗は仲間意識を感じていました。

どちらが本人のため？

最近の介護の主流は、引き算のマイナス介護です。健斗の母と同じように、被介護者の残存能力を維持したり、それを促したりするため、介護者はあえて手を出さずに「できることは自分でやってもらう」ようにするのです。

だからといって、介護者は何もしないでいいということにはなりません。「できるかな」「危ないかな」とハラハラして、被介護者を見守りながらの介護になりますから、何でもやってあげる介護以上に、介護者の神経をすり減らすことになります。

引き算の介護と「なんでもやってあげる」足し算の介護、どちらが望ましいのかについては、かねてから様々な議論がありました。

たとえば、リハビリ出身の介護スタッフは、相手にどうしても自立（社会復帰）してほしいという思いがつよく、引き算介護がよいと考えています。利用者の自立を促すため、その人が自分でできることは、多少の不自由があっても、手を貸さずにいます。

最近の介護施設には、施設内をあえてバリアフリーから「バリアあり」にしているところもあります。動線上に障害物を置いたりして、工夫をこらして乗り越えないと、食堂にたどり着けないようにしたりしているのです。

これは、自分で動こうと意識して行動することが、利用者にとっての「最善の利益」であり、それによって、認知症の進行や日常生活動作の低下という「リスク」を防ぐことができると考えているからです。

それに対して、逆に、何でもやってあげたくなる心優しいスタッフもいます。よろけながら歩いている利用者を見ると、「転ぶのではないか」「また骨折してしまうかも」と心配になり、つい「危ないから動かなくていいよ」と言いたくなるのです。

事故のリスクを懸念して、利用者の「安全」こそが、本人の「利益」であると考えるのですね。骨折でもして入院してしまったら、そのまま寝たきりになることだってあるのですから、本人の今の状態を維持していくためにも、あまりリスクを取りたくないのです。

これは前者（引き算介護）からすると、利用者から動きを奪ってしまう「過剰な介護」、利用者をダメにする「温情ケア」に見えてしまいます。多少のリスクを冒してでも、動いてもらった方がいいのに、と。

どちらも利用者のこと（自立や転倒のリスク）を真剣に考えているのですが、その結果、倫理的に「なすべき」とされる行為（望ましいと思われる行為）が、正反対になっています。本人にとって、「何がよくて、何がよくないのか」は、一律に判断できるものではないということですね。ここが倫理の難しいところです。

みなさんは、どちらが本人にとって「よい」と思いますか。

あえて突き放して自立を促すケアが「本人のため」なのか、それとも、転ばぬ先の杖のように、つねに先回りして手を貸してあげることが、その人への「愛」なのでしょうか。

被介護者が自分の身内だったらと想像してみると、色々な感情が入り込んできて、より難しくなってしまいそうです。

QOLの叫び

その後、健斗は、過剰な介護に励む傍ら、日々の筋トレで自身の肉体を鍛えていきます。そして、つよい筋肉痛のなかに、「スクラップ・アンド・ビルド」、トレーニングで破壊される筋繊維が再構築されていくさまを実感して、「フレイル」な祖父とは違う自分の若さを確認していました。また、あるときは、弱々しく寝床に横たわる祖父の横で、おのれの壮健な肉体を誇るかのように、これ見よがしにビーフジャーキーを嚙《か》みちぎってみたりしていました。

ある日、入浴介助をしていた健斗は、祖父を浴槽に入れたまま、その場を外そうとします。「おぼれるぅ」としがみつき、手首を放そうとしない祖父を、この程度の水位ではおぼれるわけがないと思い、振り切ってしまいます。

しかし、しばらくして浴室に戻ると、祖父は本当におぼれていました。水のなかで体勢を立て直せずパニック状態となり、ばちゃばちゃと手をあちこちにぶつけてもがいていたのです。

助け出された祖父は、安堵《あんど》の息をもらしました。「死ぬとこだった」と。

それを聞いて、今度は、健斗自身が、おぼれようのない脱衣所で「めまい」におぼれかけてしまいます。

死を望んでいたのではなかったのか。

「この人は、生にしがみついている」（一一六頁）

「早う死んだらよか」と「死ぬとこだった」

どちらが祖父の本心だったのでしょうか。

おそらく、どちらもです。

「早う死んだらよか」は、言葉通りのこともあり、周囲の関心を買いたい（かまってほしい）という気持ちのこともあり、あるいは、もしかしたら、自分のいのちの自然な終わりを追い越していく現代医療の潮流のなかで、「めまい」に襲われながらも、生きることの意味を求めてもがこうとする「ＱＯＬの叫び」だったのかもしれません。

第3章　認知症ケアとQOL

私たちのいのちの質（QOL）が、いのちを救う医療によって損なわれてしまうというケースについてみてきました。磨き抜かれてきた医療の専門性が、本人のQOLを著しく低下させてしまうという、病院医療の機能不全が起こっています。

そのようななか、このQOLこそを、医療やケアの中心軸に据え直してみてはどうか、という新たな試みが、全国のあちこちで芽を吹き始めています。

この新たなアプローチでは、病気が治癒した結果、「その人がどうなるのか」を考えます。せっかく病気が治っても、その結果、生きがいや暮らしやすさが損なわれて、QOLが低下してしまったら、医療は使命を果たせていないと考えるのです。

病院のキュアが「医学モデル」だとするならば、QOLを軸とするこのアプローチは、「生活モデル」と呼ばれるのがよいでしょうか。そこでは、対象となっているのは、「〇〇という病気の患者」ではなくて、自分らしい暮らしをしている「生活者」です。

この「生活モデル」がアプローチしやすいのは、在宅での医療やケアの場面です。病院医療とは異なり、自宅で療養生活を送る人は、たんなる「患者」ではなく、「生活者」でもあります。病を抱えながら日常生活を送る人にとっては、「治療が人生のすべてではない」のですから。

そして、この日常の生活場面を舞台として、私たちのＱＯＬもまた、新たな視点から問われるようになってくるのです。

とりわけケアの対象者が「認知症」であった場合には、本人のＱＯＬの判断が、端から見て必ずしも合理的ではないこともあります。そのようなときに、その人のＱＯＬをどのように捉え、生活を支えていったらよいのか、とても悩ましいジレンマが発生します。

「アンパンを売らないでください」

つぎのケースを考えてみましょう。

一人暮らしの池田さん（八十四歳）は、軽度認知症で、糖尿病、高血圧、心疾患をわずらっていました。訪問看護が入り、インスリン注射や口腔《こうくう》ケア、夜間見守り等のサービスを行っていました。

糖尿病のため、徹底した食事管理が必要でしたが、訪問看護師や家族の言うことを聞かず（嫁いだ娘さんが少し離れたところに住んでいました）、好きなものを食べていました。

とくに甘いものが大好きで、いつも昼間に歩行器を使いながら近所のパン屋さんへ行き、アンパンを買ってきて食べてしまいます。池田さんは以前、血糖値が悪化して、入院治療を受けていたことがあります。最近、また数値が悪くなってきたため、このままだと再入院する可能性がありました。

訪問看護師は、アンパンを買うのをやめるように何度も注意しましたが、「大好物だからやめられない」とか、「せっかく家にいるのに！」などと言い張って、言うことを聞いてくれません。

看護師はケアマネージャーや娘さんと相談し、行きつけのパン屋さんに出向いて、「池田さんにアンパンを売らないでください」とお願いしました。

後日、自宅を訪問すると、カンカンになって、「余計なことをするな！　パンを買いに行ったら、売らないように言われたって。ご近所に恥をさらしたじゃないか！」とすごい剣幕でまくしたてられてしまいました。

身体を心配して「よかれ」と思いとった行動が、池田さんを怒らせてしまいました。ケアスタッフはどうすればよかったのでしょうか。

日常生活が倫理問題に

医療者が「アンパン」のことで頭を悩ませるなんて、病院では考えられませんね。高度な病院医療の場面では、脳死判定や、臓器移植や、生殖補助医療技術などをめぐる倫理問題が議論されています。けれども、本章で扱う在宅での医療やケアでは、私たちの生活する場で日常的に起こる問題が、そのまま倫理問題になってきます。

そして、その倫理問題の核心となるのは、「アンパン」に象徴されるような、日常のQOL（生活の質）をめぐるジレンマです。

「アンパン」は、私たちの日常性の象徴です。アンパンを買って食べるという行為は、

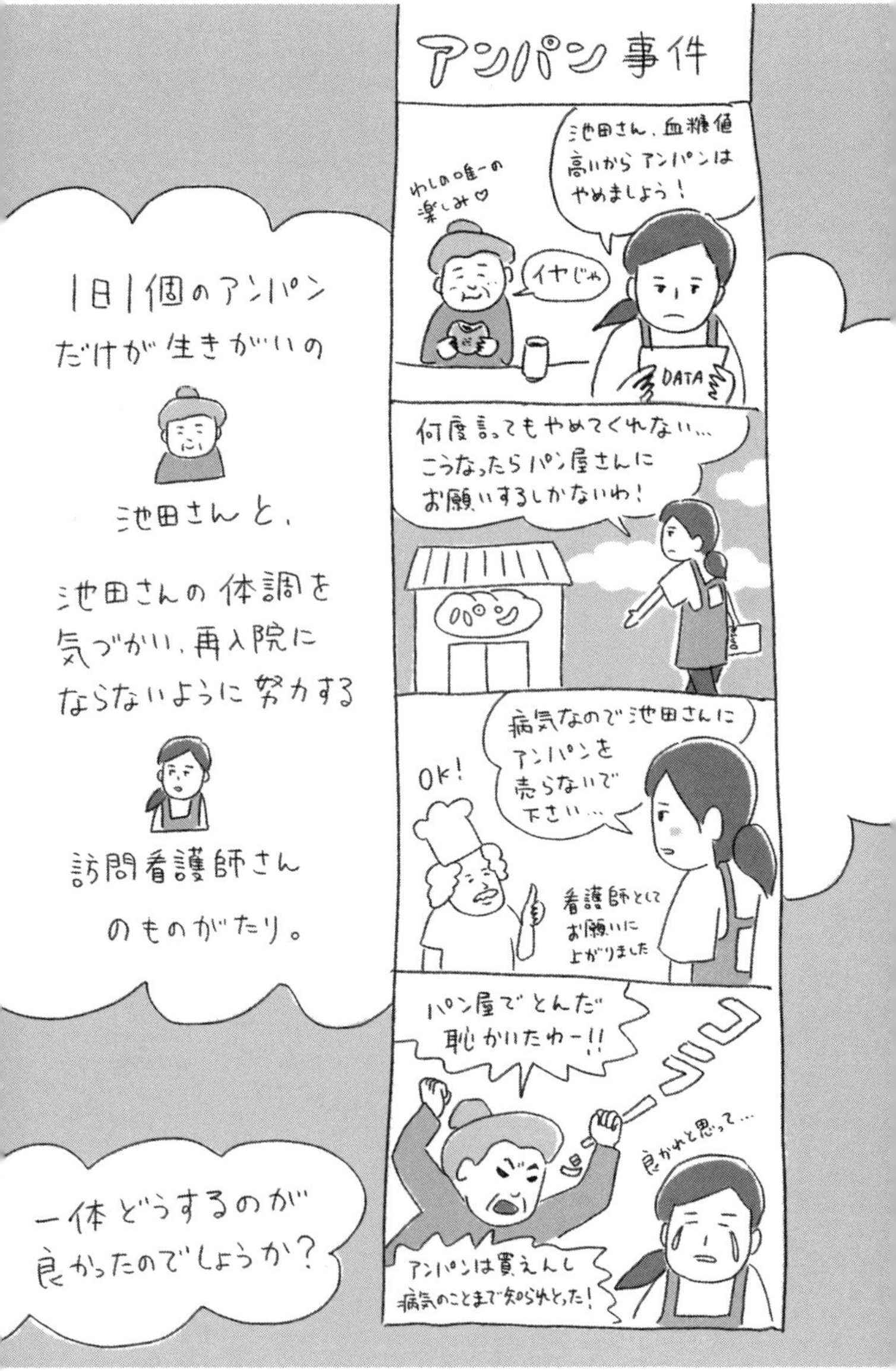
1日1個のアンパンだけが生きがいの
池田さんと、
池田さんの体調を気づかい、再入院にならないように努力する
訪問看護師さんのものがたり。
アンパン事件
池田さん、血糖値高いからアンパンはやめましょう！
わしの唯一の楽しみ♡
イヤじゃ
DATA
何度言ってもやめてくれない…こうなったらパン屋さんにお願いするしかないわ！
パン
病気なので池田さんにアンパンを売らないで下さい…
OK!
看護師として お願いに上がりました
パン屋でとんだ恥かいたわー!!
アンパンは買えんし病気のことまで知られとった！
良かれと思って…
一体どうするのが良かったのでしょうか？

私たちの日常生活のひとコマで、それ自体が悪いことではありません。食べ過ぎると身体によくないかなと思うこともありますが、病気や死とストレートに結びつくような特別なこと（薬や毒を飲むようなこと）ではないですよね。

そして「食べる」ということは、私たちにとって、大きな楽しみです。自分の大好きなものを食べるときの、何とも言えない至福感、ときめき感はたまりません。それは、QOLが高まっているという感覚です。

私も繊細な甘さのこしあんが大好きで、都内へ行ったときは、某老舗の「大福」をついつい大人買いしてしまいます。アンパンを食べることをやめられないという気持ちはよく分かります。

池田さんにとっては「アンパンを食べること」が、本人にこの上ないQOLの高揚感をもたらすのでした。

もし病院だったら

もし、これが在宅ではなく、病院だったら、どうでしょうか。せっかく糖尿病の治療のために入院しているのに、食事制限を守らないのはとんでもない！　と看護師に怒られていたでしょう。そして、おそらく本人も「仕方ない」と、しぶしぶアンパンをあきらめたかもしれません。

先ほどお話ししたように、病院というのは、病気を治す、キュアのためにつくられた施設なのですから、そこにいる（入院している）以上、キュアという目的に適《かな》った合理的な行動をとることが、暗黙のルールになっています。

つまり、入院しているのだから、血糖値などの検査データを正常値に近づけるため、病気の管理のために、おとなしく指示に従っていなければならないということです。

すると、このケースでも、家に帰さずに、入院させたままにしておけばよかったのに、と考える人がいるかもしれませんね。あるいは、今からでも、病院に入れてしまえば、アンパンなどを食べる気力もなくなるだろうし、本人の健康を考えれば、それがよいのではないかと思う人もいるかもしれません。

確かに、病気の管理、血糖値のコントロールという観点からすれば、それがよいでしょう。けれども、池田さん＝糖尿病ではありません。つまり、本人は別に血糖値の管理のためだけに生きているわけではないのです。

私たちと同じように、自分なりのライフスタイルをもち、生きがいや人生の質（QOL）を求め、日々の暮らしのなかで、自由に買い物したり、散歩したり、趣味や好きなことをして過ごしている「生活者」です。

「生活者」を病院に入れて「患者」にしてしまったら、このような日常の楽しみや生きがいが、途端に抜け落ちてしまうでしょう。つまり、生き生きとしていた「生活者モード」から、遠慮がちな「患者モード」になってしまうのです。


この「患者モード」、読者のみなさんも、外来で病院に行ったときなどに経験したことがあるのではないでしょうか。

病院へ行くと、その独特の非日常的な雰囲気にのまれてしまい、何とも言えない居心地の悪さのようなものを覚えます。そして、なぜだか私たち自身が、自分を「患者」にしてしまうのです。

これは、私自身にも実感があります。私は今、首の病気で勤務先の大学病院へ通院しているのですが、「患者」として病院の建物へ入った瞬間に、何となく全身の力が抜けて、テンションが一気に下がる気がします。

無意識に「ここでは、かしこまっていなければならない」というような気持ちになり、嚙《か》んでいたガムを出し、聴いていたｉＰｏｄを停止して、頸椎《けいつい》カラーは正しく装着できているだろうかなどと余計なことを考えながら、心なしかうつむき加減で、整形外科のエリアへ向かいます。

そして、主治医の前では、この本の原稿を夢中で書いていて、気づいたときはオーバーワーク（長時間のデスクワーク）で、首が回らなくなってしまった……などということは、口が裂けても言えないと思ってしまうのです。診察を終えて、会計を済ませ、病院の玄関を出た瞬間に、「はぁ～！」と大きく息をついて、背伸びをしたくなります。

この「患者モード」って一体何なのでしょうか。自分の勤務先なのですけれどね。最近、他の先生にこの話をしたところ、「僕も同じだよ」と言われました。自分の若い弟子に診てもらっているが、お弟子さんであっても、自分の「主治医」となると、遠慮してしまって、ものを言いづらくなるとおっしゃっておられました（この先生は副学長です）。

池田さんは、せっかく自分の家で「生活者」として暮らしているのですから、わざわざ病院へ入れて「患者」にしてしまうのは、本人のＱＯＬ（生きがい）からしても、よいことなのかどうかは疑問です。

また、たとえ在宅のままケアしていくとしても、血糖値のコントロール（キュア）のことだけを考えるというやり方は、池田さんを、家に居ながらにして「患者」にしてしまうことになり、先ほどの「病気を診て、人を見ない」ということになりかねないのではないでしょうか。

ケアスタッフだったら、どうする？

みなさんがケアスタッフだったら、どうしますか。

選択肢をあげてみます。

①池田さんの人生なのだから、本人の希望通りにしてもらうのがよい（その人のＱＯＬは、本人にしか分からないのだから）。

②病気が悪化することが分かっているのに、アンパンなんかとんでもない！（医療者として見過ごすことはできないし、「本人のため」にもアンパンを食べさせないようにするのがよい）。

③病院ならアンパンは絶対にダメだけれど、家にいる生活者なので、何か工夫した対応はできないか、知恵を絞る（在宅ケアでは、その人に合わせたケアプランを立てることができます）。

さあ、どれを選んだでしょうか。

それぞれの選択肢は、生命倫理学の原則に対応させながら考えることができます。順を追ってみていきましょう。

QOLは本人が一番よく知っている

まず、①のように、本人の希望通りにする（しかない）という考え方があります。本人の人生なのだし、他人に迷惑をかけているわけではないので、本人の好きにしてもらってよいのではないかということですね。

これは、生命倫理学では「自律尊重原則」と呼ばれます。「自律」とは、「自己決定」ないし「自己支配」という意味です。平たく言えば、「自分のことを自分で決める」ということです。

たとえばJ・ファインバーグの「自律」の定義では、「私が私自身を支配しており、他の誰も私を支配していないならば、私は自律的である」ということになります。池田さんは先ほど「勝手なことをするな」と怒っていましたね。「勝手なことをされた」、つまり「他人が私を支配した」と、自律を侵害されたことに腹を立てているのです。

なぜ個人の自律、自己決定は尊重されねばならないのでしょうか。

「QOLは本人が一番よく知っている」という前提が、そこにあるからです。

自分の人生や生活にとって、何が重要なのか、かけがえのないものは何かということは、本人にしか分からない、あるいは、それを最もよく知っているのは、本人であるという考え方です。これは、実感として分かるのではないでしょうか。

私たちは、誰もが「幸せになりたい」と、自分の幸福を追い求めながら、人生の選択を繰り返しています。第1章でお話ししたように、この「幸福追求の権利」は、憲法でも認められている「人権」です。けれども、その「幸福」の内容は、他人に決めてもらうものではありませんよね。自分自身で考えて、選び取るものです。

その本人にとっての「幸福」が、ときに、端から見て「?」と、疑問符をつけたくなるような非合理的なものである場合もあります。とくに日々の生活習慣のなかには、身体に悪いとは思っていても、ついついやってしまうことが、相当あります。

典型的なのが、タバコを吸うことでしょうか。喫煙のもたらす身体的リスクについては、知らない人はいないというくらい、あちらこちらで言われています。それを承知の上で、「分かっちゃいるけどやめられない」、タバコを吸う時間が、自分にとってこの上ない満足感を与えてくれるという人は多くいます。

また、つい時間を忘れてゲームに熱中するとか、お酒を飲み過ぎてしまうとか、首が痛くなると知りつつ休憩を取らずにデスクワークを長時間続けてしまう（私のことです）など、必ずしも合理的ではない選択（愚行）をしてしまうのが、人間です。

けれども、たとえそれが愚行であっても、判断能力のある人（自分で決められる人）が、みずから「こうしたい」と主張することに対して、「だめ」と言えるのは、ごく限られた場合だけでしょう。たとえば、それが他人に何らかの迷惑をかける場合が考えられます。

この場合、アンパンを食べることは、確かに「愚行」にあたりますが、でも、本人がアンパンを食べたって、別に誰にも迷惑をかけることはありません。糖尿病は生活習慣病なので、罹患《りかん》したり、悪化したりしたところで、他人に病気がうつる危険性はないのです（他者危害的ではないということです）。

だけど、池田さんは、認知症でしょ？　と指摘する人もいると思います。判断能力があるとは言えないんじゃないか。本人に糖尿病のリスクが理解できていないのなら、スタッフが止めてあげなきゃと思う人もいるでしょう。

そう、そこが、微妙なところです。

確かに、本人は認知症ですが、認知症にも段階や個人差があります。この場合、認知症は「軽度」ですから、自分の病気に関しては、本人に判断能力があると見なすことも可能です（生命倫理学における「判断能力」の判定については、前著『はじめて学ぶ生命倫理』第3章「判断能力は誰が決めるのか」をご覧ください）。

そうであるならば、たとえ当人にとって不利益になる行為（愚行）であっても、池田さんには、自己決定の権利があり、アンパンを食べる権利がある。QOLを含む自分の生命や身体に関する事柄について、自分で決める権利があるのだと考えることができます。

このように本人の自己決定（自律）を最大限に尊重しようとする個人主義的な考え方は、現代の生命倫理の主流をなしています。

「本人のため」だから

他方で、②のように、「アンパンを食べさせるわけにはいかない」と考える人も当然いるでしょう。

このまま放っておいたら、糖尿病が悪化して、失明してしまったり、手足の壊疽《えそ》を引き起こして、最悪の場合、切断しなければならなくなったりすることもあり得ます。そのようなことになれば、自由に歩くこともできなくなり、在宅でケアを受けることが難しくなってしまうかもしれません。

それが予見できているのなら、そのリスクを未然に防ぐ（あるいは最小限に抑える）ために、何らかの対応を行う義務が、ケアスタッフ側にあると考えることができます。

そして、本人のプライドを傷つけることになるかもしれないし、必ずしもベストではないけれど（自律を侵害してしまうけれど）、「池田さんのため」に、やむを得ず自分も看護師やケアマネージャーと同じことをしてしまうだろう。パン屋さんにアンパンを売らないように頼むことが、本人の健康にとって最善であるのだからという判断もできます

（医療のパターナリズムですね）。

このような考え方は、生命（医療）倫理では、「無危害原則」や「善行の原則」（恩恵原則と言われることもあります）と表現されます。

「無危害原則」は、「何はともあれ、害を与えるべからず」という医療倫理の根本原則です。医療者は、患者に危害を与えることを避けなければならない。たとえば、患者を危険な目に遭わせない、患者の安全を確保するという意識が、これにあたります。

「善行の原則」とは、「医療者は患者の身体や生命にとっての、最善の利益に沿うように行為しなければならない」という基本原則です。その人にとって何がベストなのかを考え、「相手のため」になるように行為しなければならないということです。医療を行うにあたって、治療のために「患者の最善の利益」を考えるということ自体に、異議を唱える人はまずいないでしょう。

このケースでは、アンパンを食べさせないことによって、池田さんを糖尿病の悪化や合併症から守ってあげなければというのが、「無危害原則」で、そのために「よかれ」

と思って、パン屋さんへ売らないように頼むというのが、「善行の原則」ということになるでしょうか。

訪問看護師は「池田さんのため」にアンパンを食べさせないように行動しました。でも、その結果、本人の「自律」を侵害することになってしまいました。勝手なことをされたと、ひどくプライドを傷つけられているからです。

アンパンを食べるという「行動の自由」を奪われただけではなく、ご近所さんに「認知症」と知られてしまったことがショックで、「外に出るのも恥ずかしい」と落ち込んでいます。このまま、しゅんとして家にこもりながら毎日を送っていくのが、本人の「最善の利益」、幸福なのでしょうか。

つまり、このケースの難しさは、「無危害」や「善行」の原則が、「自律尊重原則」と対立してしまっているということなのです。原則同士が対立してしまったら、どちらを優先させるかという難問が発生することになります。

認知症の人を地域でみていく

少し違った観点からも、検討してみましょう。

このケースで、ケアスタッフが本人の了承なしに、第三者（この場合はパン屋さん）に「認知症」であることや「糖尿病」であることを伝えてしまったということは、法的に問題にならないのでしょうか。

池田さんが「認知症」や「糖尿病」であるという医療情報は、もちろん高度な個人情報ですから、それを本人の同意なく他人に漏らすことは、「個人情報保護法」や医療者の「守秘義務」に抵触してしまいます。

普通に考えてみても、自分の「秘密」（他人に知られたくないこと）を勝手に漏らされてしまうのですから、プライバシーの侵害になりますよね。

とくにこの場合、「認知症」のレッテルを貼られることで、周囲から特別視されるようになったり、そのことで本人が自尊心を傷つけられたりすることも考えられます。

「認知症」は、本人でさえも、自分では容易に認めがたい（知ることによってショックを受ける）病気であり、そのことを周囲（とくに顔なじみのご近所さん）に知られてしまうことに、かなりの抵抗があることは想像に難くありません。

そう考えてみると、ケアスタッフの取った行動は、相当、問題があるということになります。彼らの考えた「善行」が、本人のプライバシーという「人間の尊厳」を損なってしまったということです（プライバシーの権利は、憲法でも認められている人権の一つです）。

しかし、実際には、「認知症の人を地域で支えていく」ために、その人の情報を周囲に共有してもらって協力を仰ぐことは、そう珍しいことではありません。

以前は、認知症の人が、ひとりで自宅で暮らし続けるという選択肢自体が、ほとんど想定されていませんでした。自立して生活することが難しいと思われていたのです。認知症になったら、そして、介護してくれる家族がいなかったら、施設等へ行くしかないと思われていました。

けれども、近年では、認知症人口の増加等の社会背景をふまえながら、厚生労働省が二〇一三年から「オレンジプラン」（認知症施策五か年計画）を進めるなどして、認知症の人が自分らしく地域で暮らし続けることを目指した政策が展開されています（二〇一五年には「新オレンジプラン」が発表されています）。

認知症になっても、最期まで住み慣れた場所で生活し続けられるようにと、それぞれの地域で、医療や介護福祉の専門職と、地域の一般の人びとが、たがいに連携し合いながら、認知症の人の生活をフォローアップしていくという基本理念が、そこにはあります。

高齢者の生活を地域の協力体制によって支えていくという構想を「地域包括ケア」といいます。「オレンジプラン」は、認知症を対象とした「地域包括ケア」です。

そして、そのケア構想のもとで、協力体制をつくるためには、その人が認知症であることについての情報共有がどうしても必要になります。

認知症で一人暮らしの池田さんのケースでも、できるだけ自宅で生活を続けていけるようにするために、周囲（この場合にはパン屋さん）との情報共有が必要であり、そして、そのことは、本人のＱＯＬ（生活の質）を維持するための、ケアスタッフの「善行」の義務ではないかという考え方もできます。

また、本人の認知症が進行したときのことを考えると、あらかじめ周囲に状況を理解してもらっておくことも必要になるかもしれません。

池田さんの中長期的な（あるいは将来的な）ＱＯＬを考えれば、やはりアンパンを我慢してもらい、そのためにお店の人にも協力してもらうことがよいのではないかということになります。

もし、これが「アンパン」ではなく、薬だったらどうでしょうか。

認知症の人は、市販薬を自分で買ってきて、つぎからつぎへと飲んでしまうことがあります。市販薬は「お薬手帳」への記載をするシステムにはなっていないため、薬局側も把握することが難しいのです。やがて、その人は、薬の過剰な服用が原因で、臓器障害を起こして入院してしまうことになります。

治療を受けて、やっと退院できたと思ったら、また以前のように、薬局へ薬を買いに行ってしまう。ふたたび薬の連用が始まり、再入院……これが繰り返されてしまうのです。

本人に「薬を飲まないでください」と言っても、聞いてくれないとき、本人の行きつけの薬局へ出向いて、「○○さんに、薬を売らないでください」とお願いをしてもよいのでしょうか。

この場合には、たとえば訪問薬剤師が、近隣の薬局やドラッグストアの薬剤師に事情を説明し、売らないようにと依頼することも考えられます。薬局では、薬は原則、対面販売をすることが義務づけられているため、本人の健康を守るためには、有効な手段になります。このような薬剤師同士の連携は「薬薬連携」と言われます。

認知症の人を地域でみていく際には、他職種の連携（看護師と介護スタッフなど）や専門職と一般の人との協力だけではなく、このような同職種間の連携も重要になります（これについては松田純ほか編『ケースで学ぶ認知症ケアの倫理と法』（南山堂、二〇一七年）のケーススタディ「ケース12　頭痛薬連用を避けるために薬局等に販売自粛を依頼するとき」が、とても示唆に富んでいます）。

生活様式や生活の質（ＱＯＬ）は人それぞれですから、認知症の人を地域でみていく際には、「何がその人にとってのベストなのか」を、その都度、考えていくことになります。せっかく本人が家にいるのですから、先にあげた選択肢の③のように、何か創造的なケアを考えることができたら言うことはありません。

個別にケアプランをたてられる在宅ケアであれば、工夫次第で、対象者のＱＯＬにより適うような「気の利いた」対応も可能かもしれませんね。

池田さんのケースに戻ります。

「アンパン」を控えてもらいながらも、本人のＱＯＬをできるかぎり損なわないようにするための、何らかの工夫を凝らした対応はあるでしょうか。

この先を読む前に、いったん立ち止まって考えてみてください。

特別なアンパン

さて、アンパンを禁じられてから、しゅんとしていた池田さんでしたが、あるとき、訪ねてきた訪問看護師から、思いもかけないことを聞かされました。

「池田さん、聞いて。パン屋さんがね、池田さんのためだけに特別なアンパンを用意して待っているって！」

実はあの後、訪問看護師はケアマネージャーと相談して、パン屋さんに「特別なアンパン」を作ってもらうようにお願いしに行ったのです。事情を知っていたパン屋さんは、快諾してくれました。

看護師に付き添われて、池田さんは、久しぶりにパン屋さんに行きました。最初は、少しきまり悪そうにしていたものの、店主から「どうぞ」と、「特別なアンパン」を差し出された途端、その表情は一変して、喜びに頬を紅潮させました。こんなに嬉《うれ》しそうな顔は、看護師も見たことはありませんでした。

それは、いつものアンパンの半分ほどの大きさでしたが、パンの表面が、羊の顔にデコレーションされていました。実は、ひつじ年生まれの池田さんは、羊のキャラクターが大のお気に入りでした。家のなかには羊のぬいぐるみを始めとして、羊の描かれた暖《の》簾《れん》や食器などの羊コレクションが勢ぞろいしていました。自宅を訪問していた看護師やケアマネージャーは、それをよく知っていたのです。


喜びに満ちた表情を優しく見守りながら、訪問看護師は言いました。

「よかったわね、池田さん。」

うん、うん、とうなずく池田さんに、看護師はさりげなく付け加えました。

「特別なアンパンだから、週に二回しか作れないんですって。」


これは、私の考えたケアリング（ケアすること）です。

読者のみなさんも、アイディアあふれるケアプランを思いのままに描いてみてください。

第4章　ＱＯＬを伝えられない人のＱＯＬ

これまで、ＱＯＬは自分で決めるものであるというお話をしてきました。その人のＱＯＬは、本人が最もよく知っているのだから、自分の生きがいや人生のあり方を、自分自身で選択することが前提となってきました。つまり、基本は「自己決定」でしたね。

こうした考え方を、生命倫理では「自律の尊重」と言いました。「自律」（autonomy）というのは「自分で自分のなすべきことを決める」「自分で自分のあり方を決める」ということで、平たく言うと「自己決定」と同じことになります。

そして、医療の場面では、医療を受ける本人の「自律」「自己決定」を最大限尊重するというのが、現在、主流になっている考え方であることも見てきました。たとえ「愚行」であっても、そうでしたね。

自分のいのちの決定は、できる限り本人にゆだねられるべきであるというのが生命倫理の大原則です。

では、「自己決定」や意思表示のできない人の医療の決定は、どうすればよいのでしょうか。たとえば判断能力の弱い子どもや、病気や事故などによって、意識を失ってしまった人、動かない身体に閉じ込められてしまって自分の意思を伝えることができない人（ロックト・イン・シンドローム、後述）や、先天的な重度障害によって意思の推測が難しい人などについて、その人たちのQOLをどのようにして判断すればよいのでしょうか。

このインコンピテントな人の医療の選択は、生命倫理学の議論のなかでも「超」のつく難問なのです。

まずは、つぎのケースを見ていきましょう。アメリカ・シカゴで起こった痛ましい事件です。

息子の魂を自由にしてやってほしい

リナーレスの生後七か月の息子は、とても活発で、好奇心旺盛な子どもでした。けれども、その幼い息子は、今、父親の目の前で、やんちゃな瞳を覗《のぞ》かせることもなく、静かにベッドに横たわったまま、呼びかけにも応えようとはしませんでした。子どもの身体には、人工呼吸器が着けられています。もはや意識も、自発呼吸も、回復する見込みはありませんでした。

変わり果てた息子の姿を見ていたリナーレスは、日に日にいたたまれない気持ちになり、ついに、呼吸器を外してやってほしい、息子の魂を自由にしてやってほしいと、医師に頼み込みました。しかし、いったん着けてしまった呼吸器を外すことは許されません（殺人にあたる可能性があります）。医師は、呼吸器を外すことを拒否し、延命が続けられました。

この後、リナーレスは、どうしたと思いますか。

三択にしてみましょう。

①人工呼吸器の停止を求めて、裁判を起こした。
②医療者に説得され、取り外しをあきらめた。

③銃で医療者を脅し、自分で子どもの呼吸器を外した。

このケースの原型は、一九八九年にアメリカで起こった「リナーレス事件」です。シカゴに住んでいた二十三歳のペンキ職人、ルーディ・リナーレスの息子は、風船で遊んでいるとき、誤って、それを飲み込んでしまいました。窒息して意識のないまま病院に運ばれ、何とか一命は取り留めたのですが、彼の脳は不可逆的なダメージを負ってしまいました。自発呼吸ができず、意識を回復する可能性もないと、リナーレスは医師たちから伝えられます。その後、かわいい盛りだった彼の息子は、八か月間、人工呼吸器につながれたままでした。

その八か月もの間、父親は子どもの前で苦悩し続けました。

父親の脳裏には、元気だった頃の息子の姿が浮かんできます。このような呼吸器につながれてベッドに寝たきりの状態で、息子は生き続けたいのだろうか。彼は、医師に呼吸器を外してほしい、息子の魂を自由にしてやってほしいと頼みました。

しかし、医師は、それはできないと拒否しました。この事件が起こった当時は、呼吸器を外すことは、殺人に匹敵する行為であるという意識が根強くありました。延命が続けられたのです。

当時、現実的には②の選択を余儀なくされるケースがほとんどだったでしょう。現在でも、いったん装着した呼吸器を外すことについては、議論が続いています。

また、①のように、意識のない人に着けられた人工呼吸器の停止をめぐる訴訟は、実際にいくつもあります。一九七六年のカレン・アン・クインラン事件や、一九九三年のトニー・ブランド事件などがよく知られています（有名なケースなので、インターネット等で調べてみましょう）。

この「リナーレス事件」では、父親の選択は、③でした。

ある日、父親は、銃をもって病院へ行きました。そして、息子の病室の前で、医療者たちに銃を突きつけたのです。スタッフたちを遠ざけながら、彼は、幼い息子のいのちを八か月もの間生かし続けていた人工呼吸器を取り外しました。

ようやく自由になったわが子を、彼は抱っこしてあやし続けました。それから三十分ほど経って、息子が息を引き取ったのを確認すると、彼は銃を床に置いて、泣き崩れながら自首したのです。

子どものQOLを親が決める？

これは当時、延命医療のもたらした悲劇として報道されました。「悲劇の父親」リナーレスは、自らの手で、愛するわが子のいのちを終わらせるという決断をしました。なぜでしょうか。

おそらく、彼は、息子のいのちが「生かされている」状況を見て、延命による生とQOLとのギャップを感じていたのではないでしょうか。それは、このような状態で生き続ける息子の「生命の質」は低いという、QOLの判断です。

その判断をもう少し抽象的に表現すれば、確かに生命は尊いけれど（息子の生命は自分にとってかけがえのないものだけれど）、その生命の状態によっては、生きるに値しない生命もあるということになります。

本来、QOLは、何よりもまず、その生を生きる本人にとっての幸福度や満足度を意味しますから、今の自分の状況に人間としての尊厳が保たれているかどうか、生きるに値するかどうか、幸福かどうかは、本人が決めることです。

たとえ親であっても、他者のＱＯＬを勝手に判断していいのでしょうか。

ある人のいのちの状態を、他の人が見て、それを「ＱＯＬが低い」「尊厳が損なわれている」などと判断するということは、考えようによっては、恐ろしいことです。その人は「生きるに値しない」と判断されてしまうことになるからです。

たとえ親であっても、子どもに対する愛ゆえであっても、この子のいのちは生きるに値しないなんて、考えてしまってよいのでしょうか。

神から授かった神聖な生命に対して、人間がその質を判断しようとするなんて、カトリックだったら、絶対に許されないことですよね。いのちは絶対的に尊いのですから。

そもそも、ＱＯＬを、本人以外の人が判断することができるのでしょうか。言葉を換えれば、第三者によるＱＯＬ判断は可能なのでしょうか。

判断能力のない人のQOL

リナーレスの幼い息子のように、意識がなかったり、事故や病気などで判断する能力を失ったりしてしまった人のQOLを、誰がどのようにして判断するのか。

この問題については、いまだに、生命倫理学では統一された見解はありません。QOLを伝えられない人の医療をどうするかについて、これまでに出てきた様々な議論を大まかに整理すると、ほぼ三つの立場に分かれます。

①できる限り「すべての医療を行う」。
②選択的医療。
③家族が決める。

それぞれを見ていきましょう。

すべての医療を行う

①のように、できる限り「すべての医療を行う」というのは、すでに見たように、生命倫理では、カトリックに代表されるSOL（Sanctity of Life）という価値観に立つものです。この「生命の神聖さ」という立場からすれば、いのちは、無条件に（その状態にかかわらず）尊い、生きていること自体に価値があることになります。ですから、先ほどの父親のように、息子はこんな状態で生きる意味があるのかなどと、問うこと自体が許されません。

このSOLは、自分のQOLを判断したり、意思表示したりすることのできない人の医療については、原則、つぎのように言います。「疑わしきは生命の利益に」と。

つまり、本人の意思が確認できない場合には、生命の利益になる医療を行うということです。認知症や意識障害などで、本人の意向が聞けない場合には、まずは救命、延命するという方向で考えていくという方針になります。欧米の英語圏の国などでも、一九七〇年代半ばくらいまでは、これが主流でした。

そのようななかで、一九七六年、植物状態（遷延性意識障害）にある患者の親が、人工呼吸器の取り外しを求めて、訴訟を起こすという事件が起こったのです（前述のカレン・アン・クインラン事件です）。この事件が報道されると、世論の大半は、親の意向で呼吸器を取り外すことに対して、懐疑的な反応を示していました。

訴訟を起こした親は、「わが子はこのような状態になってまで生きていたいとは思わないはずだ」と主張していました。つまり、本人のQOLを、本人以外の第三者（この場合は親）が判断していたということです。本人の以前の言動から、おそらくこうであろうというQOLの推定をしていました。それは、本当に正しいのでしょうか。意識を取り戻す可能性のない状況になってしまった後では、もはや確かめようもないことです。

ともかく、このような訴訟が報道されるなかで、人びとの間に、つぎのような疑問が持ち上がってきたのは確かです。

「『尊いいのちを少しでも引き延ばしたい』という考えも、もっともだと思うけれども、『いのち』は一分一秒でも引き延ばしさえすればよいのか。その引き延ばされたいのちの質（QOL）を考えてみてはどうか」と。

どこからが「不自然」か

②の「選択的医療」を見ていきましょう。判断能力をもたない人の医療は、状況に応じて選択的に行われることが望ましいというスタンスです。その根底にあるのは、つぎのような考え方です。

すべての医療を行うこと（とにかく救命する、延命を続けること）が、必ずしもベストなのではなくて、自然にまかせて寿命を全うする生き方も、医療の一つのあり方ではないか。

すると、本人にＱＯＬを考える能力が残されていないのならば、このような状態のときは治療を続け、この場合は治療を控えるなどの、一貫した治療方針があれば、医療現場での混乱やジレンマは少なくなるのではないかと考えることもできます。起こりうる生命の状態、ＱＯＬをあらかじめ想定しておいて、それに対応したガイドライン等を用意することなどが、考えられます。

しかし、そうした一律の方針を作成すること自体、困難を極めることなのです。

「自然にまかせて」とありましたね。「自然」とは何でしょうか？

これは、西洋の倫理学で中世以来議論されてきた難問なのです。どこまでが「自然」で、どこからが「不自然」なのか。言葉を換えれば、どこからが「不自然」な介入、「過剰な」医療になるのかという問題です。その中心となるのは、カトリックの信者が外科手術を拒否できるかどうかという問いに象徴される議論です。

カトリック信者は外科手術を拒否できるか

カトリックでは、自殺が禁じられています。カトリックの宗教的信念は、SOL、「生命の神聖さ」と表現され、尊い人命を人為的に損なってはならないということでしたね。そのことは、自分自身の生命にもあてはまります。たとえ自分の生命であっても、それを損なう自殺という行為は、「教えにそむくこと」とされます。

たとえば、国民の七十パーセント以上がカトリック教徒で占められるベルギーでは、末期患者が、医師に致死薬を投与してもらって死を迎える積極的安楽死は、法的に認められていますが、処方してもらった致死薬を、患者が「自分で服用する」行為は認められていません。「自殺」にあたってしまうと考えられるからです。

では、医療の拒否は、「自殺」にあたるのでしょうか。

これは、SOL倫理を絶対視するカトリック信者の間から起こった、QOLの問いかけでした。とくに消毒や麻酔の技術に先行した外科手術の問題を扱うために、展開されてきた議論です。背景をお話ししなければなりませんね。

外科手術は、比較的最近まで（少なくとも二十世紀に入るまで）、「標準的な医療」ではありませんでした。「標準的な医療」、通常の医療といえば、もっぱら内科的な治療に限られていました。外科手術は、かなり「特別な医療」であり、めったに行われるものではなかったのです。あくまでオプションでした。

というのも、かつては麻酔がありませんでした。麻酔なしでの手術というのは、とても考えられないことです。以前、戦時中に麻酔なしで虫垂炎の手術を受けた人の話を読んだことがありますが、四、五人に押さえつけられて切られて、もう痛いなんてもんじゃないと書いてありました。

麻酔法が徐々に研究されるようになってきたのは十九世紀以降ですが、カトリックの間でこの議論がなされていた時期、ヨーロッパには、まだ確立された麻酔の方法がなかったのです。

痛くても、いのちが助かればまだいいのですが、議論されていた当時は、消毒や術後の感染管理などの技術も確立されていませんでした。消毒しないで身体を切れば、傷口から感染してしまいます。感染しても、抗生物質などはありません。ペニシリンが発見されたのは一九二八年ですから、二十世紀に入ってからですね。それまでは、手術自体は成功しても、その後の感染管理ができなくて、多くの人がいのちを落としていました。

第1章でも触れた『JIN』のなかで、外科医の仁が多くの人びとを助けられたのは、感染症の治療ができたのと同時に、ペニシリンを使った外科手術ができたからです。医学の長い歴史の大半は、感染症との闘いであったと、すでにお話ししました。それは必ずしも、結核や梅毒などとの闘いだけを意味するのではなく、治療手段としての外科手術が成功するかどうかという問題でもあったのです。

ですから、抗生物質も麻酔も存在しなかった当時、外科手術はかなり冒険的な試みでした。苦痛が大きい上、成功する見込みが少なく、とてもリスクの高いものだったのです。そのため、外科手術を受けることをためらう人も多くいました。医師の方も、積極的に勧めはしませんでした。

でも、カトリック信者は、とても不安だったのです。治療を拒んで死んでしまうことは、間接的な自殺行為（医学的な愚行）という見方ができますから。医療の拒否は自殺にあたるのではないかとも考えられたのです。そのため、いくらリスクが高いとはいえ、外科手術を拒否したら、教会の教えに背いたことになってしまうのではないかと不安に思って、教会の神父に尋ねに来る人も多かったのです。

標準的な医療と特別な医療

こうした問いかけに対する、ローマ・カトリック教会の見解は、以下のようになります。

標準的な医療を拒否することは、「自殺」行為にあたる。しかし、「特別な医療」を拒否しても、それは「自殺」にはあたらない。

当時の状況に照らせば、患者が内科的治療を拒否したら「自殺」にあたるかもしれないけれども、外科手術を拒否しても「自殺」ではない。つまり、外科手術は「特別な医療」だから、拒否することもできるということです。そして、外科手術の拒否は、ある意味、過剰な（特別な）医療を控えて、自然な死を迎え入れることだとされたのです。

技術が確立されていなかった当時は、手術を拒否して亡くなるのは、「自然死」だったのですね。そして、患者に与える苦痛やリスクを考慮して、医師が手術をしなかったとしても、そのことで、責任を問われることもなかったのです。

医療技術が発達した現代では、外科手術は、（場合によりますが）以前に比べて比較的リスクの低いものになってきました。ですから、難しい手術や医学上の利益があまり見込めないものでない限りは、標準的な（通常の）医療になってきています。

すると、医療技術の進歩は、それまで「特別な医療」だったものが、一定のエビデンスを得て、「標準的な医療」へとシフトしていくプロセスであると言えます。外科手術も、この流れのなかにあるわけです。

信仰をもつ人なら、手術を受けないという自分の選択が「愚かな行為」なのか、神に問いかけたり、教会に相談したりすることでしょう。

このときの「通常の医療」と「特別な医療」という区別が、現代の生命倫理のなかにも残っていて、それが、判断能力のない人に、どこまで医療を行えばよいのかを考える際の一つの基準として応用されているのです。

つまり、「通常の医療」は、継続しなければならない医療であり、医療者にとっては義務となりますが、「特別な医療」は「選択的」、場合によっては控えてもよいということです。それは、あくまでオプションなので、その医療を行う義務は、医療者にはないことになります。

言い方を換えれば、もし、医療者が「通常の医療」を怠れば、その責任を問われる可能性がありますが、「特別な医療」を控えて、それによって患者が亡くなっても、それは「自然死」であり、医療者は免責されるのです。

このように、あらかじめ、医療を「通常」と「特別」とに分けておいて、自分のQOLの判断ができない人に対しては、「通常の医療」はなされるべき義務とし、「特別な医療」は、つよい要請のない限りは、とくに行わなくてもよいとする考え方があります。

通常と特別の線引きは？

このようなスタンス、みなさんはどう思いますか？　一見、いい解決策のようにも見えるかもしれませんが、ここで、さらなる問題が発生します。

いったい、どの医療が「通常」で、どれが「特別」あるいは「過剰」なのかという問いです。「通常」と「特別」は、そもそも区別自体が曖昧なものですし、人によってイメージも異なります。

さらに、時代とともに、「特別」だった医療がエビデンスを得て、「標準的」な医療へとシフトしていくという流れがありますから、その当時の医療技術の水準にも照らして、考えていく必要がありますよね。とても複雑な問題です。

とくに一九五〇年代以降、人工呼吸器が発達し、それが用いられるようになると、呼吸器の使用は「通常の医療」か、それとも「特別な医療」か、という議論が持ち上がりました。

ときのローマ教皇ピオ十二世は、一九五七年に、人工呼吸器それ自体は、とくに倫理に反するものではなく、本人の希望に応じて使用することは構わない。しかし、それは

「特別な手段」であるため、医師にそれを行う義務はないと答えました。

この当時は、登場したばかりの人工呼吸器は、まったく「特別な」ものでした。半世紀以上経った現在は、どうなのでしょうか。呼吸器自体が「特別」かどうか、というだけではなくて、そのような状態で生きている本人のQOLがどうなのか、という判断が鍵となります。

では、読者のみなさんは、「通常の医療」「特別な医療」と聞いて、どのようなイメージを思い浮かべるでしょうか。

「通常の医療」というと、たとえば、「自然」とか、「簡単」とか、「安価」などといったイメージでしょうか。風邪の時などに、ドラッグストアで「手軽」に「安い」風邪薬を購入して、それを飲んで、温かくして休み、「自然」に治す、まあ、これは「普通」だと思えますよね。

それに対して、「特別（過剰）な医療」の方はどんなイメージですか。「人為的」「不自然」「複雑」「高価」などでしょうか。高度な先端医療技術を用いて、人為的に生命

（受精卵）を誕生させるとか、人工呼吸器を着けて、自然な死のプロセスに逆らって延命するとか、臓器移植などの複雑かつ高度な医療を行うとか、最新の超高価な薬を使用するなどといったことでしょうか。

でも、移植医療はもはや実験的とは言われなくなりましたし、体外受精などの生殖補助医療もまた、けっして「特別な」技術ではなくなっています。二〇一五年に国内で実施された体外受精によって、過去最多の五万一〇〇一人が誕生し、子どもの十九人に一人が体外受精で生まれたことが、日本産科婦人科学会により報告されています（YOMIURI ONLINE ヨミドクター、二〇一七年九月十九日）。もはや珍しいことではありませんね。

具体的に、どの医療が「通常」で、どの医療が「特別」なのか。その線引き自体、とても難しいことです。判断能力や意思表示の能力をもたない人に対して、どこまでの医療が「通常」で、どこからが「過剰」あるいは「特別」なのでしょうか。周りの人たちと意見を出しあってみると、人によって「通常」や「特別」の感覚が異なっていることに気づけるかもしれません。

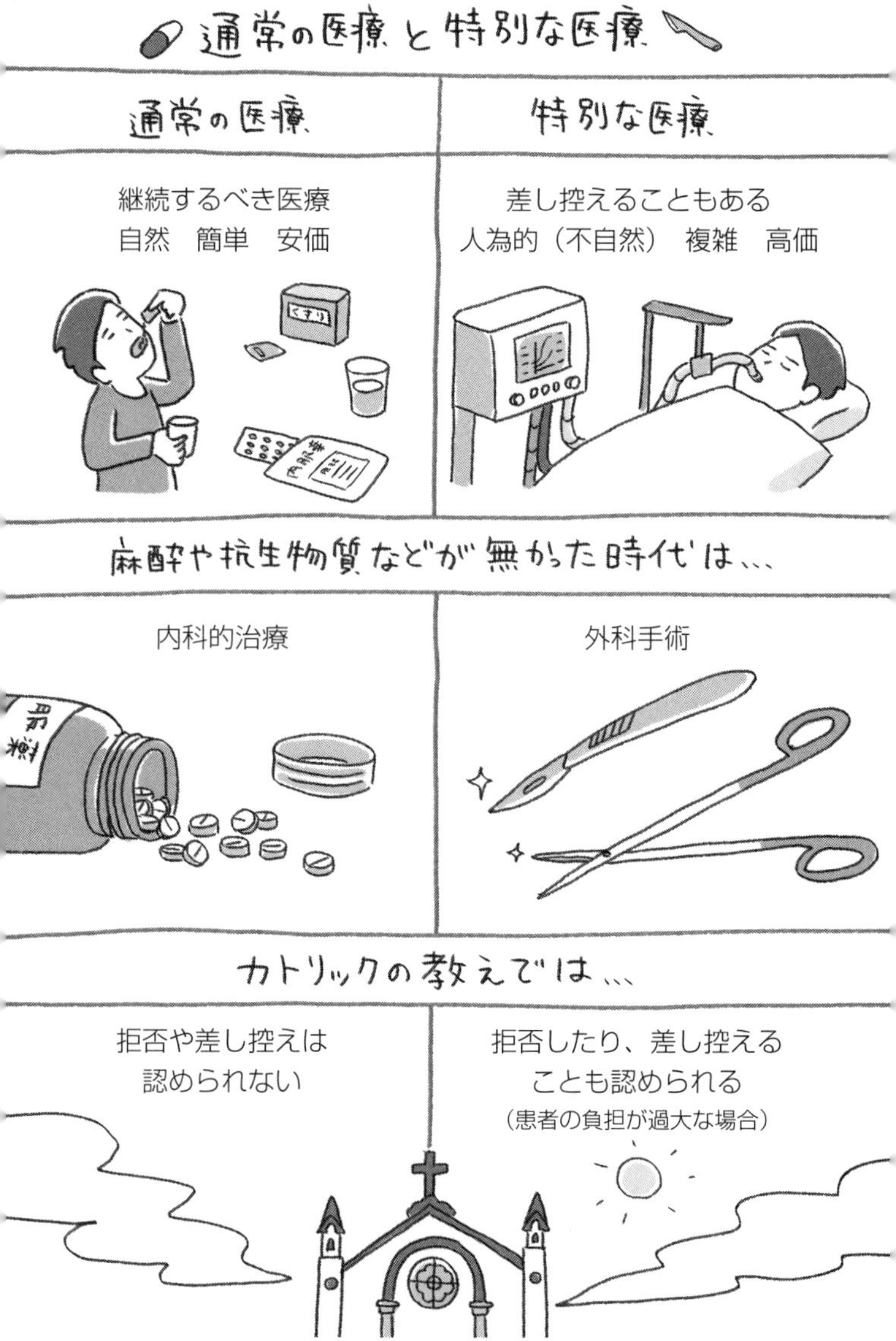

通常の医療と特別な医療
通常の医療
特別な医療
継続するべき医療
自然　簡単　安価
差し控えることもある
人為的（不自然）　複雑　高価
くすり
麻酔や抗生物質などが無かった時代は…
内科的治療
外科手術
カトリックの教えでは…
拒否や差し控えは
認められない
拒否したり、差し控える
ことも認められる
（患者の負担が過大な場合）

同じように、何が自然で、どこからが不自然な（過剰な）延命になるのかという、「自然死」のイメージもまた、人によって違いますから、この問題について、コンセンサスを得ることは困難を極めます。

すると、結局、本人に自分のQOLを判断したり、意思表示したりする能力がない場合は、何が「自然」なのかを、家族が決めることになるでしょうか（選択肢③）。日本では、そうしたケースが多いのが実情です。

この「家族」とQOLについては、次章以降で詳しく見ていきましょう。「家族」の問題に移る前に、ここで、どうしても確認しておきたいことがあります。

ロックト・イン・シンドローム

本章では「判断能力がない」人や「意識がない」人のQOLについて考えてきましたが、そのような人たちのQOLを、医師や家族などの本人以外の第三者が判断することに対して、私たちは、この上なく慎重になる必要があると思います。

まずは「意識がない」「反応がない」と言われる人たち自身の意思を、何らかの形で読み取ろうとする姿勢を怠ってはならないということです。

そもそも、いかなる刺激にも反応しないからといって、意識がないとか、何も感じていないとか、ＱＯＬを感受する能力がないと言い切れるわけではありません。「反応がない」ように見えても、何かを感じる「意識」をもっているケースは、皆無ではないからです。

たとえば、「ロックト・イン・シンドローム」と呼ばれる状態があります。

身体がまったく動かせず、自分からは一切の意思表示ができません。しかし、本人の意識はクリアで、快苦の感覚もありますし、目も見え、音を聞くこともでき、周囲の状況を五官で感知することはできます。

けれども、傍から見ると、本人の身体はまったく動かず、反応もしないので、何も感じていない、考えることができない、意識もないように見られてしまうという、とてもつらい状態です。

二〇〇九年、二十三年もの間、植物状態だと思われていた男性が、実は「ロックト・イン」だったということが判明したという報道が、世界中をにぎわせました。

その男性は、ベルギーに住む、ロム・ホウベンさんで、彼は一九八三年に事故に遭い、身体が完全に麻痺《まひ》して動けなくなってしまいました。家族は、医師から「何も感じないし、何も聞こえていない状態」いわゆる「植物状態」との診断を宣告されました。

けれども、家族は、それを信じてはいませんでした。母親がロムさんに、目を動かすように言うと、彼はしっかりと、その方向に目を動かすことができました。喜んだ母親は、それを医師に伝えたのですが、医師は、チック症状か、偶然そう見えただけだろうと言って、取り合ってくれませんでした。

二十年以上経って、母親が別の神経科医に診断を依頼しました。すると、世界最高水準のスキャンシステムで調べた結果、彼の脳はほとんど正常に機能していることが判明しました。身体は完全に麻痺してはいますが、意識は明瞭であると、確認されました。まさに、動かない身体のなかに、クリアな意識が「閉じ込め」（ロックト・イン）られてしまっていたのです。二十三年間、そのままの状態で生きていたのですね。その後、リハビリを経て、ロムさんは、車いすに乗り、一本の指でタッチスクリーンを操り、意思疎通もできるまでに回復しました。

彼は、後になって、当時、医師が家族に「植物状態」だと話していたことや、他の医療者たちが「望みがない」と言っていたことをちゃんと聞いていて、ずっとそれを覚えていたと語りました。その心境は、推し量り難いものがあります。

このケースが報道された後、ある医師が調査を行ったところ、「植物状態」とされた四十四人の患者のうち、十八人もの患者が、コミュニケーションに応じたとされています。「意識がない」「植物状態」というレッテルを一度貼られてしまうと、それをくつがえすのはとても難しいということが分かります。

「声なき人の声を聴く」という言葉がありますが、意識障害のケースだけではなく、認知症などでコミュニケーションが難しい場合であっても、少しでも、本人の意思を、反応を感じ取れるように、私たちは自分の感覚を、繰り返し研ぎ澄ますことを忘れないようにしたいものだと、この報道を聞いて思いました。

本人の身体が語る非言語コミュニケーションも重要です。私は今、首のリハビリに通っているのですが、担当してくれている理学療法士さんは、「ここ、痛いですよね〜」

と言いながら、容赦なく私の腕の付け根に指を食い込ませ、腕を伸ばしていきます。「何で分かるんですか？」と聞くと、「固いというより、伸ばそうとするときに反発してくる力で分かる」ということでした。「いやだ」「痛い」という身体の無意識の反応で、私の身体とコミュニケーションをとっているのですね。

おなじように、訪問リハビリで、「脳死」状態と診断された一歳児のリハビリをするときも、たとえば左肩を伸ばそうとすると、ギュッと身体に力が入るので、「あ、いやなんだ。ここ痛いよね」と話しかけながら進めているそうです。そばで見ている母親も、「あらあら、そうなのね」と笑いかけて、子どもとコミュニケーションをとっているのです。

私が行くと「ときめく」

重度心身障害の状態にある人についても、同じように、身体的な反応に敏感になることによって、相手の心情を察することが可能となる場合があるのではないかというエピソードを紹介してみたいと思います。

小児科医の高谷《たかや》清先生が、滋賀県の野洲《やす》にある、重度心身障害児・者の療養施設「びわこ学園」に常勤医として着任されてから間もないころのお話です(『重い障害を生きるということ』岩波新書、二〇一一年)。

「障害が重く「ねたきり」の状態で、まったく反応がなく、呼吸状態なども悪い二〇歳代の女性が在園していた。彼女は目も見えていないようであった。そのとき肺炎に罹患《りかん》していて、呼吸の悪い状態が続いていたので、治療のためベッドの傍にいることが多かった。その結果、肺炎が治癒し穏やかな呼吸になり、次第に傍《そば》に行くことも少なくなった。

その後、久しぶりに訪ねると呼吸が荒くぜいぜいという感じがある。心配になって看護師に呼吸が激しくなることはないか聞いたが、そのようなことはないという返事であった。ときどき面会に来られる母親も感じないということである。そうこうしているうちに気づいたのであるが、肺炎で全身状態が悪いときにわたしがつききりのような状態で治療しており、徐々に身体状態がよくなり、楽になってくる過程に傍にいることが多かったので、なんとなく声や雰囲気を感じて、わたしが傍に行くと身体が楽になっていった「身体的感覚」が蘇《よみがえ》ってきて、ひょっとしたら「ときめく」のではないかとひとり悦にいっていた。」（七四〜七五頁《ページ》）

そばに行くだけで、女性を「ときめかせた」という素敵なお話です（このエピソードは、以前、「びわこ学園」で講演をさせていただいたときにもご紹介いたしました）。この女性は、高谷先生が近づくと、本当に「ときめく」、ＱＯＬの高揚感のようなものを感じていたのかもしれませんね。

「その後も外来診療も含めて重い心身の障害のある人に同じような経験をすることがあったし、これは障害児といっしょにいるお母さんが「この子はわかっている」と言われることと同じことなのだと思うようになった。」（七五頁）

まったく事情を知らない人から見たら、「反応がない」と思われているケースでも、身近で接している人にとっては、「そうではない」ことが分かることもあるのです。そして、本人の身体から発せられる何らかのシグナルを読み取ることによって、その気持ちや意思を推し量ることができるのではないか。その可能性を探る努力は必要なのではないかと思うのです。

生きることの意味や価値を問う

意識障害や認知症、重度の障害などによって、自分のQOLを伝えられない人のQOLを考えることは、ともすれば、そのような状態で「生きている」ことの意味を考えたり、その人の生命の価値を測ったりすることにつながります。

そして、そのような人の医療についての選択や決定をせまられることは、ときとして、私たち自身を混乱に陥れることにもなります。

本人以外の者がQOLを判断しようとすることが、どれほどの困惑をもたらすのか、フロイト（オーストリアの精神医学者）が語ったとされるつぎの言葉が、見事に言い当てています。

「生きることの意味と価値について問いかけるようになると、われわれは狂ってしまう。なにしろ意味も価値も客観的に実在するものではないのだから。」

生きることの意味や価値（ＱＯＬ）は、私たちそれぞれが「いのち」に後付けするものであると言うのですね。客観的に実在するのは、そこに「いのち」があるという事実だけだと。

みなさんはどう思われますか。

まずは、フロイトの言葉を自分の言葉に置き換えてみましょう。

ＱＯＬを考えるということは、自分の「いのち」、あるいは、他人の「いのち」の意味や価値について問いかけることです。それは、現に「生きている」、身体に「いのち」が宿っているという、厳粛な事実、誰もが確認できる客観的な事実につねに立ち返りながら、私たち一人ひとりが「いのち」に向き合い、独自に意味づけをしていこうとするプロセスそのものなのです。

第5章　家族と私のQOL

人気ドラマ『コード・ブルー』（第一シーズン、第五・六話）には、院内で倒れた八十七歳の松原秀治さんとその家族が登場します。彼は意識を回復しますが、左前頭葉の脳《のう》腫瘍《しゅよう》が右前頭葉に広がり、脳ヘルニアも起こしています。残された時間はあまり多くはありません。開頭手術により、脳腫瘍を取るか、脳圧降下薬を使うかという選択がありますが、いずれにせよ、予後はもって二、三か月です。

八十七歳という年齢を考えると、このまま薬で症状をとって、楽に過ごしてもらった方がいいと医師たちは判断します。無理に手術をしても、延命はできるかもしれませんが、意識を失くしてしまうことになり、「ただ生きているだけ」になってしまいます。

駆けつけた家族（娘と息子）に対し、医師は、本人の術後のQOL（手術によって意識を取り戻すことができなくなる）や全身麻酔のリスクも考慮し、本人の年齢や体力からしても、手術はしない方がよいと話しました。

しかし、息子は「手術してください」と言います。医師たちは驚いてしまいます。

「今のご説明、理解していただいていますか？　お父様、秀治さんは、オペをすれば、二度と意識が戻ることはありません。余命が二、三か月延びるだけです。」

娘も強硬に訴えます。

「だったら、それでお願いします。大切な三か月なんです。私たちにとって。」

「お願いします。」

息子も必死に頭を下げます。医師側にとって、想定外の反応でした。

家族との話し合いが終わった後、医師の一人がしみじみと言います。

「必要とされているのよ。松原さん。」

と、ここまでなら、かけがえのない家族に、どんな形でもいいから生きていてほしいという子どもたちの必死の訴えだというように捉えることもできるでしょう。

年金七万円はおっきいよ

しかし、後日、医師は家族の思いもよらない会話を聞いてしまうのです。

娘が眉間にしわを寄せながら言います。

「そりゃおじいちゃんの年金七万円はおっきいよ。家のローンだってまだあるんだし、こう言っちゃ申し訳ないけど、ひと月でも長く生きてもらわないと。」

息子も「死んだその月には下りるんだっけ？」と聞きます。

「じゃなかった？」と娘。

このやりとりを聞いてしまった医師は、唖然《あぜん》としてしまいます。

ちょうどそこへ検査を終えた松原さんが、車いすでベッドに戻ってきました。その姿が視界に入るや否や、娘と息子はあわてて笑みをつくり、「よく検査してもらってよかったねぇ〜」と、周囲も恥ずかしくなるようなオーバーリアクションで迎えます。本人も子どもたちの笑顔に嬉《うれ》しそうに応えています。

その場面を尻目に、医師は思わず、眉をひそめ、首をかしげてしまいました。松原さんはすでに、手術の同意書にサインしてしまっているのです。

この場合、手術は少なくとも医学的に見た「患者の最善の利益」に適《かな》っているとは言えません。確かに延命の可能性はありますが、全身麻酔のリスク（心臓が耐えられないかもしれない）を冒してまで、本人をわざわざ意識のない状態に陥らせる手術を行うことは、医師にとっても気の進まない行為です。生命倫理の原則を使えば、「善行の原則」に反すると考えることができます。

けれども、本人の自己決定、すなわち、判断能力のある成人患者が自分で下した意思決定をくつがえすことは、医師たちにもできません。自分の手でサインをしている以上、本人の決定を受け入れるしかありません。本人の自己決定にしたがって手術を行うことは、「自律尊重原則」から支持されます。

しかし、この手術を受けるという松原さんの自己決定に、医師が（おそらく読者のみなさんも）釈然としないのは、それが家族の思惑を見逃しているのではないかという点にあります。

もし彼が、「年金目当て」という子どもたちの意図を知らずに、だまされているのだとしたら、この同意（サイン）を有効と考えてよいのでしょうか。医師は、このまま手術を行ってしまってよいのでしょうか。

医療の決定に、家族の意向が関わっています。しかも判断の軸が、医療を受ける本人ではなく、ケアをする家族の側にずれてしまっているのです。家族が本人のＱＯＬを思いやるというのではなくて、年金をあてにするという「家族の自己決定」（家族の都合）が優先されてしまっています。

読者のみなさんが、このドラマのなかの医師だったら、どうしますか。

「家族には、それぞれ事情があるんだし……」と、見て見ぬふりをしますか。それとも、松原さん本人のところへ行って、「お子さんたちにだまされているんですよ」と、真実を打ち明けますか。

食べられなくなったら、それが母の寿命

松原さんのように高齢であったり、認知症などの病気により本人の判断能力が弱まってきたりした場合、日本では、その人の受ける医療やケアを、家族（高齢者の場合には、その子どもたち）が決めるケースが多いのが実情です。

みなさんにとって、「家族」とは、どのような存在でしょうか。とくに病気やケガをした場合、普段以上に、家族の存在がクローズアップしてきます。熱を出して寝込んでしまった時には、やさしくケア（看病）してくれたり、重い病気で「もう治らないかも」と弱気になったときには、励まし、精神的な支えになってくれたりと、家族はとても頼もしい存在になります。

病気の人を対象とする医療やケアでは、医療や福祉のスタッフは、このような「家族の存在」をつよく意識することになります。とりわけ在宅医療・ケアの場面では、本人と家族との関係性が、よりいっそう際立ってきます。

「在宅医療は家族医療」と言われます。患者の自宅で医療やケアが行われる場合には、家族が一緒に住んでいたり、近隣に住んでいたりして、医療もケアも、そのような親密な関係性のなかで行われます。そこでは、家族が（良くも悪くも）本人に対するケアや医療の方針に決定的な影響を与えます。

中原さん（九十六歳）は、在宅で療養生活を送っていました。彼女は高齢のせいもあってか、少しずつ身体が衰弱していき、だんだんと口からものを食べることが難しくなってきました。そのため、胃ろうを着けて、胃に直接、栄養を入れるかどうかが問題になりました。

それをしなければ、栄養失調となり、やがては餓死してしまう可能性もあります。さらに、ものをうまく飲み込めない状態で無理に食べさせれば、誤嚥《ごえん》（飲食物が食道ではなく、気道に入ってしまうこと）の危険性があり、誤嚥性肺炎を起こしてしまうことも考えられます。肺炎を起こしてしまったら、入院することになるかもしれませんが、そうしたらフレイル（第2章）が進行して、二度と自宅に戻ることができなくなるかもしれません。

すでにみたように、医学的処置を行う場合には、本人の同意を得る必要がありますから（第1章）、胃ろうを造る手術を受けるかどうかについては、当然、本人に決めてもらうのが好ましいということになります。

中原さんは、普段から、スタッフとほとんど口をきかない寡黙な人でした。医学的処置やお風呂や食事など、「どうしたいですか」と聞いても、「娘に聞いてくれ」と言うばかりで、胃ろうのことについても、「娘に任せる」というジェスチャーを繰り返すだけで、自分から希望を伝えようとはしません。この家には、彼女を介護する七十代後半の一人娘が同居していました。

そして、この一人娘は、胃ろうの造設に、つよく反対しました。彼女によれば、母親は食べることが大好きなのだそうです。胃ろうを着けてしまえば、その楽しみを感じられないまま、胃に栄養を注入されることになります。

「母は、そのようなことを望んではいない」と娘は主張しました。母親は、以前から「人間らしく死にたい」と言っていたそうです。彼女の考える「人間らしさ」の一つが、「食べること」だったというのです。

胃ろうを造る手術を娘に拒否されたため、医療者は一時的な処置として、鼻からマーゲンチューブを入れることに同意してもらいました。口から摂取できないカロリーを、このチューブから補うのです。

そして、チューブ栄養とは別に、娘は毎日、母親に口から食べさせ続けました。母親もそれを嫌がるそぶりは見せずに、ゆっくりと懸命に飲み込もうとしていました。この光景をみながら、ケアスタッフは冷や冷やしていました。少しでも誤嚥してしまったら、肺炎になってしまうリスクがありますし、喉にものを詰まらせてしまったら、窒息の危険もあります。そのリスクを、娘に何度も伝えました。

けれども、ケアスタッフの心配をよそに、娘は、食べさせることをやめようとはしませんでした。娘はきっぱりと言ったのです。「食べられなくなったら、それが母の寿命です」と。

その後、どうなったと思いますか。

中原さんは、再び食べられるようになってきたのです。徐々に、口から摂《と》れる栄養が増えてきて、マーゲンチューブも必要なくなりました。口から食べられるようになって、見違えるように元気になりました。自分で食べられることが、本人の自信となり、生きがい（ＱＯＬ）を取り戻すことができたのです。嬉しそうに食べる母親の表情を見て、娘も満足そうにしていました。

中原さんのパーソナリティをよく知っている家族（娘）が、本人のＱＯＬを代弁して、うまくそれを引き出してくれたというケースです。「娘に任せる」という本人の意思は、「娘は私のことを誰よりも理解してくれている」という信頼感に裏打ちされたものだったのかもしれませんね。

本人に代わって家族がその医療を決める「代理決定」は、実際の医療やケアの現場では、多く行われていることです。確かに、つねに身近で接している家族であれば、この娘のように、本人の希望やQOLについてもよく知っていると考えられます。

しかしながら、これは、必ずしも法的な裏付けのあることではありません。家族が本人の意思決定に入り込むということは、患者が未成年者である場合に親がもつ親権を除いて、法的に認められていることではないのです。

このケースでも、本人はもちろん未成年者ではないため、娘が親の医療を決めてよいとする法的根拠は、実は存在しません。

たとえ法的な根拠がなくても、本人のQOLを引き出そうとする（あるいは、寄り添おうとする）家族の意向を尊重することは、心情的には理解できます。けれども、他方で、家族の意向が、医療者サイドの考え（本人の利益）や本人の意思と一致しない場合はどうするのかという、厄介な問題が生じてくることがあります。

リハビリさせないでほしい

たとえば、足を骨折してしまった認知症の舛田《ますだ》さん（八十三歳）のケースをご紹介しましょう。

舛田さんには、徘徊癖《はいかいへき》がありました。そして、一人で外に出ているときに転んで、大腿骨《だいたいこつ》を骨折してしまいました。しばらく入院を余儀なくされていましたが、やがて退院して、家に戻ってくることができました。ケアマネージャーは医師や看護師に相談し、「この人は、リハビリすればまた歩けるようになる」との意見で一致しました。

舛田さんは、散歩や外出がとても好きでした。認知症が比較的軽度だったときは、「美術館へ行きたい」と言って、介護ヘルパー同伴で美術展を観に行ったこともありました。本人のＱＯＬ（生活の質）を考えると、ぜひ、リハビリして歩けるようになってもらいたいですよね。本人も、「早く歩けるようになりたい」と、リハビリへの意欲を示していました。

ケアマネージャーは、早速、同居家族にケアプランを説明したのですが、家族の反応は冷ややかでした。「リハビリしてもらっては困る」と言われてしまったのです。歩けるようになってしまったら、また徘徊して転んでけがをしてしまうかもしれないので、リハビリせずに寝ていてもらった方がいいと、家族は言いました。また、夜間徘徊もしばしばあり、その度に、深夜に外へ探しに行かなければならず、もうこれ以上看《み》ていられないとも言いました。

介護疲れと、転倒事故を未然に防ぎたいという観点から、「歩かせないのがベスト（最善）である」というのが、家族の判断でした（決して珍しいことではありません）。でも、少なくとも、これは「本人の最善の利益」ではないですよね。

このような場合、ケアスタッフはどうすればよいのでしょうか。「歩きたい」「リハビリしたい」という本人の意思や心身の利益（身体機能の回復・QOLの向上）を優先するか、それとも、その介護者である家族の意向を尊重するべきなのか。板ばさみになって悩んでしまいます。

「リハビリしないでもらいたい」という家族の心情も何となく分かります。介護負担の軽減ということだけでなく、彼らなりに本人の身を案じて、動かないでいてくれた方が安心だし、また骨折して入院したら、フレイル（第2章）が進行してしまうかもしれないという心配もあるのでしょう。

けれど、本人は「リハビリしたい」と意思表示しています。生命倫理学の主流は「自律の尊重」でしたね。本人の自己決定を尊重したいところです。でも、この場合、家族の意向を無視して、舛田さんのリハビリを始めてしまってよいのでしょうか。

実際には、介護者である家族の意向を外すことは容易ではありません。家族の協力なくしては、舛田さんのリハビリは困難を極めることになります。

そして、歩けるようになるはずの人が、「寝たきり」になってしまいます。つまり、家族の意向を聞き入れた結果、どうしても本人のＱＯＬが蔑《ないがし》ろにされてしまうという事態が発生してしまうのです。

そもそも介護保険の理念は「自律の尊重」なので、本人の意向を優先してリハビリするべきだと押し通すこともできるかもしれません。しかし、その結果、家族が疲れ切ってしまって、健康を害してしまうこともあり得ます。家族のＱＯＬ（生活の質）も考慮に入れるべきなのでしょうか。

このように、ＱＯＬを考える際には、本人だけではなく、周囲の家族との関係性も視野に入ってくるようになります。ケアスタッフは、どちらの意向を優先させればよいのでしょうか。みなさんはどう思いますか。

関係性のなかにある自律

本人のＱＯＬが家族との関係のなかで問われるケースについては、どのような枠組みで議論を進めていけばよいのか。生命倫理学でも、いまだ手探り状態にあります。その解決にあたって、一つのヒントになるのが、最近登場してきた「関係性のなかにある自律」という概念です。

本章冒頭にあげた『コード・ブルー』のエピソードを、今一度、思い出してみましょう。このケースでは、松原さんは、つらい手術を受けるという、自分のＱＯＬを損なう可能性のある選択をしています。しかも、年金をねらう子どもたちの邪《よこしま》な考えに、みすみすはまり込んでしまっています。

これは、本当の自己決定、自律と言えるのでしょうか。家族にだまされて、本人の自律が侵害されてしまっているのではないでしょうか。

「自律」という概念は、西洋の生命倫理学において、つよい支持を受けてきたものです。そこで前提とされているのは、すべての人間は、完全に個々バラバラの独立した存在であるということです。

「世界に一つだけの花」という歌がありますが、私たちはみな「世界に一つだけの」ユニークな存在です。ですから、各自がその個性を発揮したり、自分の生き方、幸福を追求したりするにあたって、他の人から干渉されずに、自分で自分のことを決定する権利を持っているのです。

患者もまた、自分の受ける医療やケアを決めるにあたって、ＱＯＬを考えながら、自分にとって最善の選択をする「自律の権利」を持つと考えられています。「自分にとっての最善」というのは、他者の利益や思惑にとらわれずに、ということですね。

ですから、松原さんの場合も、子どもたちの「企み《たくら》」にとらわれずに、本人自身が手術のリスクを知ったうえで、術後のQOLを考えながら、手術を受けるかどうかを決めるべきだということになります。

このような「自律」の概念は、英米流の個人主義的な自己決定の考え方ですよね。


けれども、最近では、このような「個人」や「自律」の捉え方に疑問の声が上がっています。私たちは本当に、他の人たちから完全に切り離された、孤立した存在なのか。

たしかに私たち一人ひとりは、「世界で一つだけの」存在ではあるけれども、つねに一人ぼっちで孤立して生きているわけではありません。たとえば、患者にも、家族や親しい友人がいたり、在宅で療養する場合には、家族以外の、近隣の昔なじみなど、本人と密接なつながりのある人がいたりします。

人間というのは、「人の間」と書くように、実際には、他の人たちの間で生きているものです。そして、この世界は、人と人との関係性、ネットワークで成り立っており、けっして個々バラバラのアトム的な個人の集合体ではないということです。人と人とが、互いにケアし合って、支え合いながら生きていく、それが世界の実情なのではないかと。

そう考えると、医療やケアを選択する際、その人個人の自己決定という観点だけではなくて、周囲の家族などがそれを「どう思うか」ということも、視野に入れてよいのではないかという見方が出てきます。

患者の方も、「自分がこのような選択をしたら、家族はどう思うか」「家族が苦労するのではないか」「私が死んだら、子どもたちやきょうだいは、ショックを受けるのではないか」ということを考えています。

ですから、自分ひとりのことではなくて、家族などのことも考えながら、医療の選択をしていくことになります。このような「自己決定」のあり方を、「関係性のなかにある自律」と言います。本人と周囲の人たち（家族や友人など）とのインタラクティブ性のなかに成り立つ自律、自己決定ということです。患者みずからが、家族の心情を思いやって、家族との関係を考慮しながら、自分で決めるということです。

もちろん、時にはこの「関係性のなかにある自律」なのか、それとも「家族からのプレッシャー」によって、不本意な決定を迫られているのかが分からないケースもありますので、その見極めには慎重さが要求されます。

第3章でみた「地域包括ケア」の構想が浸透し始めると、これまで医療施設のなかにいた高齢の方や病気の方々が、住み慣れた地域や自宅に戻ってくるようになります。入院していた家族が自宅に戻ってきたり、一人暮らしをしていた人が、病院から帰ってきたりすることが増えてくるでしょう。そのような人たちを、家に迎え入れて療養させてあげたり、一人暮らしの高齢者や認知症の人などを、地域で見守っていったりすることが必要になってきます。

そのとき、どのような問題が起こることが予想されるでしょうか。そして、みなさんは、彼らをどのように支えてあげたいと思うでしょうか。じっくりと考えてみましょう。

家族の望みが私の望み

少し話が抽象的になってきましたので、先ほどの『コード・ブルー』の場面にもう一度立ち返ってみましょう。

年金目当てで父親に手術を受けさせようとしている子どもたちの思惑を知り、戸惑いを隠せない医師に対して、別の医師がこともなげに言います。

「はじめから知ってるよ。あのじいさんは。家族の望みが自分の年金だってこと。」

それを聞いた医師は絶句します。

「どうして……。」

「自分が必要とされているから。たとえ、それが年金目当てだとしても。」

「そんな……。」

松原さんは、自分にとって最もリスクが低く、最期まで自分のＱＯＬが保たれる選択は、手術をせずに薬で症状をとって穏やかに過ごすことであると理解していました。そして、手術を受けることは、意識を失い、最期の二、三か月を「ただ生きているだけ」になることだということも十分に理解していました。その時点で、ＱＯＬを含めた自分にとっての「最善の利益」が、手術を受けないという選択肢であることも、はっきりと自覚できていたはずです。なのに、サインをしました。

ここで、正義感のつよい医師が、松原さんのところへ乗り込んで、お金目当ての家族の術中にはまり込んでいることを指摘して、「ご家族に強制されたのですか？」「本当にご自分が手術を受けたいのですか？」「だまされているかもしれませんよ。」と、自律が侵害されていることを訴えたら、彼は何と言うでしょうか。

たぶん、こう言うでしょう。

「これでいいんです。家族の望みが私の望みです。」と。

「家族の望みが私の望み」、それが彼の選択、自己決定だったのです。

もちろん松原さんは、家族を突き放す選択をすることもできました。猫なで声で「お父さんには少しでも長生きしてほしいのよぉ～。」とすり寄る子どもたちを一喝して、「どうせ年金めあてなんだろ。オレの生命をなんだと思っているんだ！」と言って、手術を頑として拒否することもできたのです。

けれども、彼はあえてそうしようとはしませんでした。「家族の役に立ちたい」と考えて、手術を受ける選択をしました。そして、すべてを知りながら、知らないふりをしてあげようと決心しました。それは家族を思いやった、本人の自律の行使なのです。まさに「関係性のなかにある自律」ですね。

つまり、自律は必ずしも、孤立した個人の単独の自己決定に終始するのではありません。彼のように、家族との関係性のなかにあって、そこから自分自身を切り離すことなく、家族の希望に自分の決定を重ねるという選択もあるのです。家族との関係性から完全に分離された抽象的な個人の存在や、いっさいの関係性を突き放した自律がすべてではないということを、このエピソードは物語っています。

むしろ、「家族がどう思おうと、自分の身体の利益を考えるべきです。」と、単独の個人としての「自律」を押し通そうとすると、「家族のため」という松原さんの自己決定を侵害しかねないことになります。

彼は、けっして医師が思うような「自律を侵害されている」弱々しい患者ではありませんでした。家族のために何も知らない患者の役を演じられるだけの、達者な強さをもっていたのです。

その後、松原さんは、全身麻酔に耐えられず、術後まもなく亡くなってしまいます。死亡宣告がされたとき、娘と息子は泣き崩れました。それを見ていた医師は、突き放したようにこうつぶやきます。

「年金三か月分って大きいんだろう。」

それを聞いたもう一人の医師は、たまらずに「でも親を失ったのよ。家族の気持ち少しは理解しようと思わないの？」と問い返します。

子どもたちは、もしかしたら父親の存在自体に甘えていたのではないでしょうか。年金は「死ぬはずのない父親」からもらえる愛情の象徴だったのかもしれません。

第6章　看取りとQOL

看取りはお祭り

一〇二歳の山田さんがいよいよ、在宅で最期のときを迎えようとしています。山田さんには七十代から八十代の子どもが七人、孫が二十二人、ひ孫が五十一人います。遠方に住んでいた子や孫が、知らせを聞いて家に駆けつけています。夏休み中で、学校のないひ孫たちも集まってきて、普段は静かな家も、今日はとてもにぎやかです。もし、この家の事情を知らない人がこうした光景を見かけたら、きっと何かのお祝いなのかと思うでしょう。

「看取《みと》りはお祭り」という言葉を、たびたび聞きます。これまでインタビュー調査をしていくなかで、「看取りが好き」というケアスタッフにたびたび出会いました。在宅看取りは、ある意味、日常のなかの非日常です。でも、それがまるで華やかなお祭りのような賑《にぎ》やかさだなんて、最初は想像がつきにくいかもしれません。お葬式はハレかケガレかという議論がかつてありましたが、百歳を超える大往生なら、死は人生の「卒業」のような晴れやかさをもって迎えられ、長寿銭をふるまいたくなる縁起のいいイベントと言えるのではないでしょうか。

「満足死」や「平穏死」といった言葉や考え方が少しずつ一般にも浸透してきて、終末期に、病院での濃厚な医療を受けながら最期を迎えることが、必ずしも本人にとって幸福なことではないという意識が芽生え始めてきました。

とくに「フレイル」な高齢者に対する医療の場面では、病気の治療（キュア）のみに焦点をあてた病院の「医学モデル」がうまく機能せず、本人のＱＯＬの著しい低下を招いてしまうこともあるため、ＱＯＬを軸とした「生活モデル」へのシフトが、在宅ケアの場面を中心に起こりつつあるということを、すでにお話ししました（第2章、第3章）。

そしてそこでは、医療（キュア）は、目的からＱＯＬを構成する一手段となるということも、すでにご存じですね。

「よく生きること」を願って、その「よさ」、「人生の質」を追求しながら生きている私たちは、自然のつねとして、同時に、人生のエピローグ（終章）としての「死」を意識せざるを得ません。人は誰しもがいつかは死を迎えます。

冒頭の山田さんのケースのように、日常生活の延長のようにして、自宅の布団で穏やかに死を迎える「平穏死」、百歳を超えた大往生で、孫やひ孫に囲まれながら、満足げに息を引き取ることができる「満足死」は、私たちの人生のエピローグとして、理想的なシナリオではないかと思います。穏やかで、賑やかな、そして、晴れ晴れとした死を迎えることができるなんて、とても素敵なことではないでしょうか。

けれども、実際には、本人がこのような「平穏死」を望んでいても、それを実現することは容易ではありません。「畳の上での大往生」をつよく希望していた高齢者が、最後の最後で入院してしまい、そのまま病院で亡くなるということが多いのが現状です。

看取り搬送

ＱＯＬ（生活の質）を重視して、最期まで住み慣れた自宅で暮らし続けることを希望していた療養者が、いよいよ死へのプロセスに入り始めると、その意思に反して病院へ運ばれてしまい、望まない延命医療、QOL（いのちの状態）を度外視した医療のなかに取り込まれてしまうケースが、たびたび発生しています。

これは「看取り搬送」とも呼ばれ、救急医療の現場でも大きな問題となっています。多くの場合、それは同居家族の意向によるもので、典型的なのがつぎのケースです。

八十六歳の安藤さんは、夫がすでに二十年前に他界し、息子夫婦（五十代）と同居していました。認知症が進行し、寝たきりの生活を送っていました。彼女の息子は、まじめでやや神経質な性格であり、母親の介護に際しても、几帳面《きちょうめん》に記録等をつけながら、時間通りにこなしていました。

まだ話ができたとき、安藤さんは、在宅医や看護師、家族に対して、「畳の上で死にたい」と繰り返し言っていました。「延命医療もしないでほしい」と。その希望を聞いた関係者全員が、このまま在宅で看取ることを、みなで確認し合いました。もちろん、家族もその場にいて、その時には納得していました。

ほどなくして、安藤さんの状態は悪化していき、終末期に入りました。そして、ある時、急変しました。息が苦しそうで、呼びかけにも反応しません。そのような状態になったら、救急車を呼ばずに、在宅医に連絡してくださいと、家族には伝えてあったのですが、母親の様子を見た息子は、あわてて救急車を呼んでしまいました。

搬送先の病院で、安藤さんは、そのまま入院となりました。そして、身体には「延命」のための医療用チューブが二本入れられました。そのチューブが抜かれないまま、彼女は、病院で亡くなりました。

結局、安藤さんの「畳の上での死」の希望は、叶《かな》わなかったのです。

このようなケースは、珍しくありません。

たとえ本人の「平穏死」や「延命はしないでほしい」という希望を聞いていても、大抵の家族は、いざ死にゆくプロセスを目の当たりにするとパニックに陥ってしまい、それまで聞いていたことが全部頭から飛んでしまって、「何とか助けてください」「救急車を呼んでください」となってしまいます。

皮肉なことに、この息子のように、まじめに必死になって介護をしてきた家族ほど、最期にふさわしい決断ができなくなるケースが目立つと言われています。

その結果、本人の意思（畳の上での死）に反した救急搬送や蘇生《そせい》処置が行われ、チューブをつけられて病院で死を迎えることになってしまうのです。

蘇生しないでほしい（ＤＮＡＲ）

この「看取り搬送」のようなケースは、けっして日本に限られたことではありません。米国のホームケア（在宅ケア）に関する研究文献を読んでいても、同様のケースが散見されます。

たとえば、自宅でケアを受けていた八十歳の肺気腫の男性ジョンさんは、医療者と話し合いを重ねた上で、心肺停止時には蘇生処置を望まない、人工呼吸器もつけないでほしいという意思表示をしてＤＮＡＲの書面にサインをしていました。

ＤＮＡＲは、Do Not Attempt Resuscitation の略で、老衰、がんの末期等、死期の迫った患者本人または家族の希望で、心肺蘇生を行わないこと、あるいは、行わないでほしいという指示のことです。

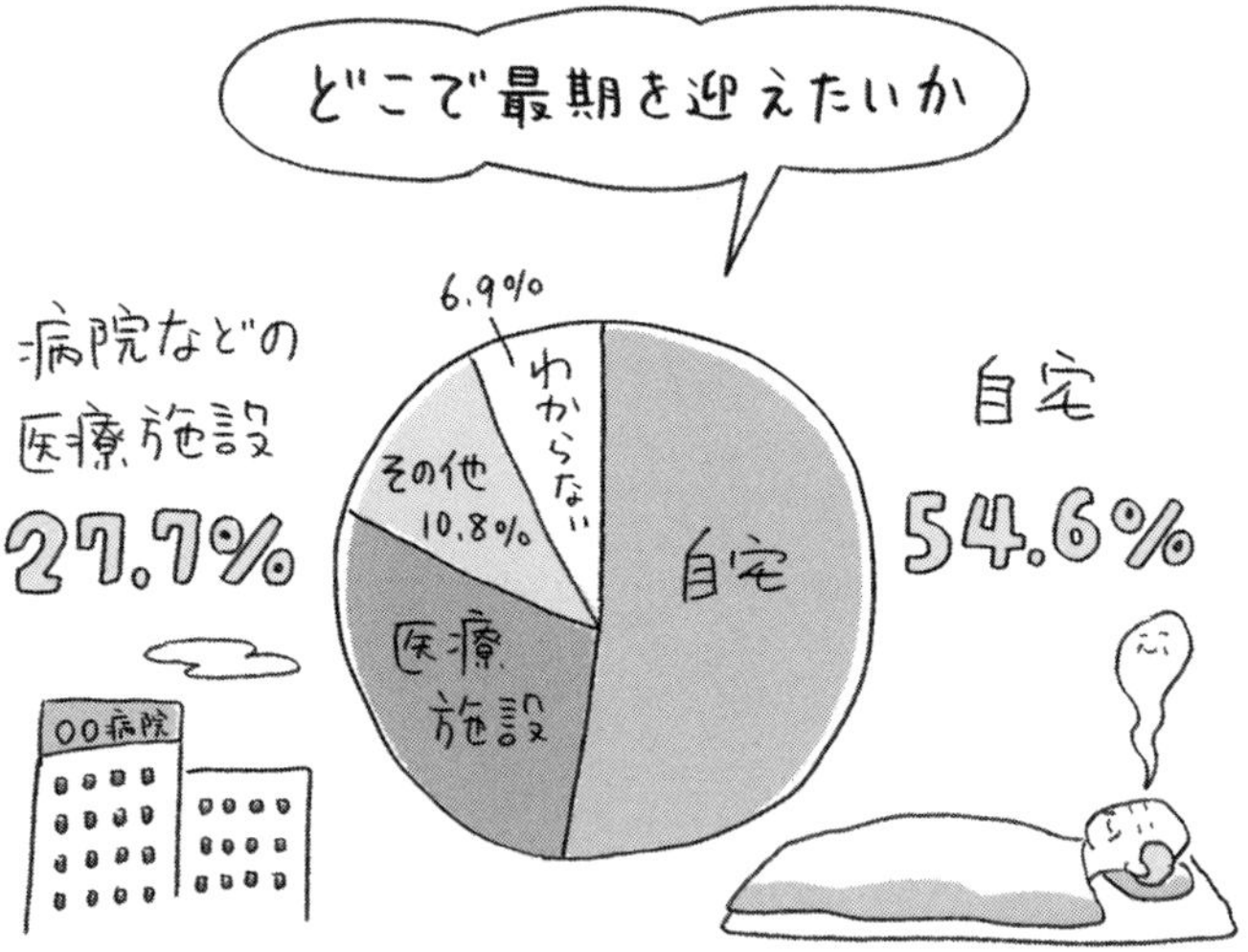

（出典：内閣府「高齢者の健康に関する意識調査」2012年。総数1919人。対象は全国55歳以上の男女。）

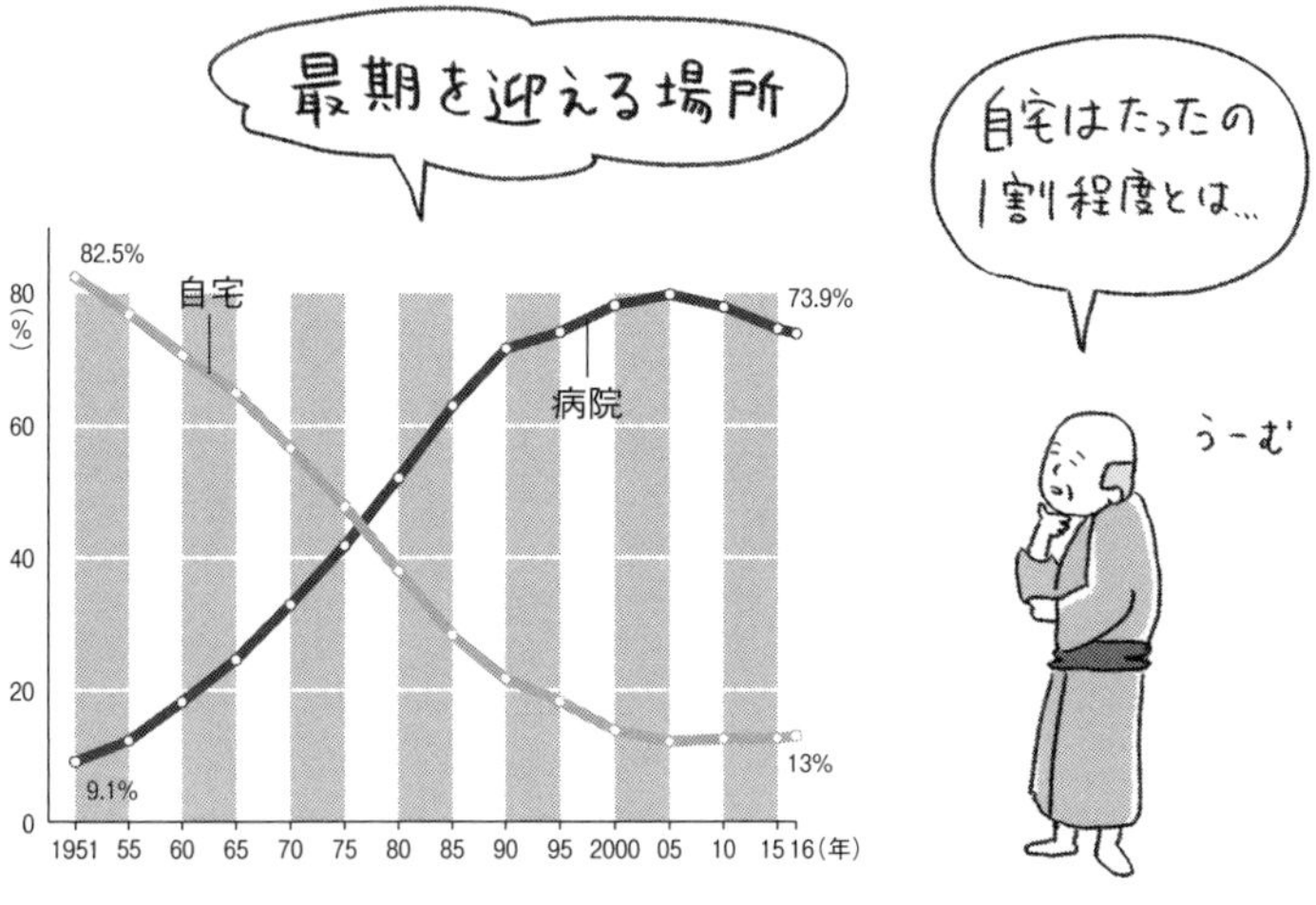

（出典：厚生労働省「人口動態統計」2016年。1994年までは老人ホームでの死亡は自宅に含まれている。）

日本においても、事前に、このような意思確認をしておくことが増えてきました。病院などでは、患者のカルテに赤字で「ＤＮＡＲ」と書いておくところもあります。

米国では、このような意思表示を明確にするため、本人に「ＤＮＡＲ」と書かれたブレスレットを装着してもらうことがあります。ジョンさんにも、了解を得て、ブレスレットをつけてもらっていました。そして、本人のＤＮＡＲの意思を家族にも伝え、リビングウィル（生前の意思表示）は完了していました。

しかし、いざ本人の容態が急変し、呼吸困難に陥ったとき、それを目の当たりにした家族（妻と子どもたち）はパニックに陥ってしまったのです。彼らは訪問看護師や在宅医の到着を待ちきれず、９１１（日本でいう１１９番通報にあたります）に連絡をしてしまいました。

在宅スタッフが患者宅に駆けつけたとき、救急車がやってくるのが見えました。患者の容態を確認しに行くと、手首に装着してあったはずのブレスレットが見当たりません。彼らが来る前に、家族の誰かが取り去ってしまったのかもしれません。

ケアスタッフは、救急隊員が自宅にやってきて、ジョンさんの容態を確認している様子を呆然《ぼうぜん》と眺めていました。このまま病院へ救急搬送されれば、身体にチューブが入れられたり、蘇生術が行われたりすることになります。それは本人が望んでいた「自然な死」のあり方とは、あまりにもかけ離れたものでした。

すでに見たように、私たちは、（たとえ愚行であっても）自分のQOLについての決定権をもっています。少なくとも、自分の尊厳に反するような「いのちの状態」（QOL）を避けるために、延命医療を拒否する権利があると主張することに、異論を挟む人はいないでしょう。

それが、家族の判断によって、くつがえされてしまうのです。

救命と看取りの交差

こうした患者を受け入れる救命救急センターの側にも、倫理的な葛藤があります。「在宅死を予定していた九十七歳の患者が、今朝、昏睡《こんすい》状態になった」など、積極的な治療の対象ではなく、「看取り」のためだけに搬送されてきた患者を前にして、救急医は何をしたらよいのでしょうか。

その人の身体にチューブを入れたり、蘇生を施したりして、「平穏な死」とは程遠い状態で死を迎えさせることが、よいことなのでしょうか。

搬送されてきた高齢者が、心肺停止状態に陥り、蘇生のために心臓マッサージをしたとしましょう。もしその人がフレイル（第2章）の進行した人だったら、おそらくこれを実施している最中に、肋骨《ろっこつ》や胸骨が折れてしまいます。

たとえ心拍が再開したとしても、それは死をほんのわずかに先延ばしにしただけに過ぎないこともあります。そのような人に、骨折させてまで蘇生を行うべきなのでしょうか。それは、本人の終末期のＱＯＬ（いのちの状態）をいたずらに損なうことになりはしないのか。

救急医療にかかわるスタッフの側もまた、看取り搬送における本人のＱＯＬについて、深刻な問題意識を抱いているのです。

救命スタッフの一人は、つぎのようにコメントしています。

「生を継続させる「救急医療」と、生をうまく終わらせる「終末期医療」は方向性が逆だ。救急は安らかに看取るのは不得手です。」（「救急現場に「末期」「看取り」増加——本来の患者搬送破綻の恐れ」『産経新聞』二〇一五年十月一日）

救急医療の本分は、救命、危険な状態にあるいのちを助けることです。そのために、一時的に呼吸ができなくなった人に人工呼吸器をつけたり、心臓が止まった人に蘇生術を行ったりすることもあります。その結果、いのちを取り留め、無事に社会復帰したり、元の生活に戻れたりした人たちも沢山います。そこでは「生を継続させる」ことが最優先課題です。

他方、終末期医療は、「生をうまく終わらせる」ことを主要な目的としています。そこでは、いかにして穏やかで、安らかな死を迎えるかが問われています。「苦しまないようにしてほしい」「延命医療はしないでほしい」「畳の上で死にたい」など、本人の希望を聞き入れながら、満足のいく、安らかな看取りを目指しています。

「看取り搬送」は、これら方向性のまったく異なる「救急医療」と「終末期医療」とが、思いがけず交差し、混乱をきたしている場面です。その混乱のさなかで問われているのは、やはりＱＯＬです。

「畳の上で死にたい」と希望していた人が死のプロセスに入ったとき、チューブをつけてとにかく「生を継続させる」（死から遠ざける）べきなのでしょうか。高度な医療機器や薬を使って、一、二週間、長生きすることはできるかもしれませんが、そのような非日常的な延命が、本人の希望した「平穏な死」なのでしょうか。それは本人の希望した「いのちの状態」ＱＯＬに適《かな》ったことなのでしょうか。

救急隊員の法的立場とジレンマ

「看取り搬送」の増加は、本人のＱＯＬの問題だけにとどまらず、救急医療の現場そのものに大きな混乱をもたらしています。

救急要請は、本来、突然の病に倒れたり、事故や災害に遭遇したりしたときに、救命処置によって生命を取り留めるというケースを想定しています。この救急医療の現場に、「看取り搬送」のようなケースをすべて受け入れていると、交通事故や心筋梗塞《しんきんこうそく》などで、本当に救命を必要とする患者の搬送が阻まれることになりかねず、「救命救急センターはこのままだと破綻する」との声が、現場から上がっています（『産経新聞』前掲）。

この現場の混乱を理解するためには、救急隊員のおかれた法的な立場とジレンマをみておかなければなりません。

救急要請があった場合、消防法の「総則第一条」および「第二条第九項」により、救急隊員には、対象者を医療機関などへ搬送することと同時に、その人に応急処置を行うことが求められています。

いのちを救うための処置をすることが法的に要請されているのですから、隊員の側からみれば、救急車（救急隊員）を呼ぶことは、そのまま積極的な救命の処置をしてくださいという意思表示になります。そして、それをしなかったら、職務違反のかどで法的責任を問われる可能性もあります。

たとえば、本人のつよい希望があって、救命処置をせずに、病院への搬送だけをしたとしましょう。その後、患者が重篤な状態に陥ってしまったとしたら、救急隊員が処置をしなかったことと、患者が重篤になったこととの因果関係が問われる可能性があります。家族などに訴訟を起こされたら、処置をしなかったことの法的責任を問われかねないのです。

かりに本人が、「蘇生などの処置をしないでほしい」というDNARの意思を、書面で残していた場合には、どうなるのでしょうか。

文書があるのですから、その意思が自発的なもので、その時点でも継続した意思である（気持ちが変わっていない）と確認できる場合には、処置を行わなかったとしても、法的責任が問われる可能性は高くはないでしょうし、そのことを家族も了承（納得）していれば、訴訟のリスクも考えにくいかもしれません。

けれども、たとえ本人のDNARの書面があったとしても、多くの場合、蘇生等の積極的な救命・延命処置がなされているのが実情です。

傷病者本人が、心肺蘇生を希望しない意思を示しているにもかかわらず、蘇生処置を継続した救急隊員は、七割に上るというデータがあります。

二〇一二年九月に、全国の救急隊員一二百九十五名に対して行われた調査によると、

「書面による延命拒否事案に遭遇したことがありますか？」という問いに対して、「ある」と答えた救急隊員のうちの七十パーセントが、心肺蘇生を継続したと回答しています（山本保博「救急医療体制の推進に関する研究」二〇一三年度厚生労働科学研究費補助金地域医療基盤開発推進研究事業、二〇一四年三月）。

本人があらかじめ書面で、「蘇生しないでほしい」と意思表示しているのになぜ？と思うかもしれませんね。本人の希望に反して、処置を行うことは、生命倫理学の観点からみれば、「自律尊重の原則」に反することになります。

しかし、これも救急隊員の置かれた状況を理解したうえで議論がなされるべきです。救急搬送の場面では、多くの場合、救急隊員にとって、傷病者は初対面の相手になります。隊員は、当然ながら、その人のバックグラウンドやパーソナリティ、人生観や価値観などについて、何も知らないですし、推測のしようもなく、思いを巡らせるだけの十分な時間的余裕もありません。

相手の意識がクリアであれば、その場でＤＮＡＲの意思確認が取れますが、意識が混濁していて、その場で直接話をすることができない場合には、確認のしようがないのです。

「文書があるのだから、それにしたがって構わないのではないか」と思うかもしれませんが、たとえDNARの書面があったとしても、本人と全くコミュニケーションを取らずに、その信ぴょう性を確認することは困難です。書面は過去に書かれたものですから、現時点では、意思が変わっている可能性もあるからです。たとえば、米国では、終末期の延命拒否を希望する患者の二、三割近くが、後になって、拒否の意思を撤回しているという調査結果があります。

したがって、処置をしなければそのまま亡くなってしまうと思われる場合には、その場で明瞭なDNARの意思確認ができない限り、蘇生等の処置を行うことを余儀なくされます。

救急隊員は、内心、「この処置は本当に必要なのだろうか」と葛藤を抱えながらも、消防法に従って、救命のための処置をしながら搬送するということになります。

ある救命スタッフは、つぎのようにコメントしています。

「患者によって治療を手加減することは、救急が神様になることだ。僕らは神様ではない。目の前の患者に全身全霊をつぎ込んで救命できるようにしてほしい。」(『産経新聞』前掲)

たとえ「看取り搬送」と思われるケースであっても、救命スタッフとして「全身全霊」で患者のいのちに向き合うのが、彼らの職務なのです。

ですから、極論すれば、本人が在宅死を希望していたり、DNARのオーダー(書面)が存在していたりする場合には、救急要請をしないことが「理想的」ということになります。

家族の「啓発」は困難

人生の最期を住み慣れた自宅で迎えたいという「在宅死」「畳の上での死」を望む人は、実際に多くいます。できるだけ普段と変わらない環境で、そのまま穏やかに死を迎えることが、その人にとって、最期まで「よく生きること」につながります。

けれども、すでに二つのケースでご覧いただいたように、「家族」が、本人の在宅死を阻む結果となってしまいがちで、救急隊員の側も、葛藤を抱えながらの延命処置を余儀なくされているという現状があります。

ですから、在宅看取りができるかどうかは、家族にかかっていると言われています。ケアスタッフの側では、家族を「啓発」して、家族の意識を変えていくことが、自分たちに求められた「役割」だという意識があります。

家族に、本人が「畳の上での死」を希望していることを伝えて、「在宅で看取る方が、ご本人の苦痛は少ないし、穏やかですよ」と丁寧に説明します。けれども、「どんなに説明しても、なかなか理解してもらえない」と、スタッフは頭を悩ませているのです。

それは無理もないことでしょう。

家族にしてみれば、いま目の前にいる親や配偶者に、死が訪れようとしているという現実そのものが、心情的に到底受け入れがたいことに感じられてしまうのではないでしょうか。

わかっていても「もう一回」

この話に触れるたびに、私がどうしても思い出してしまうのは、医療ドラマ『コード・ブルー』の主題歌にもなっているMr.Childrenの「HANABI」です。素晴らしいメロディーにのって、抒情的《じょじょうてき》な歌詞が心に染み入ってきます。

救命救急センターを舞台として、突然の事故や災害などで、思いがけず家族の死に直面させられたり、予期せぬ病の告知を受けたりした人たちの生々しい感情や、それを目の当たりにする救命医たちの苦悩や感動など、ドラマ中の心を動かされる名場面と重なり合う、印象深い言葉の数々で綴《つづ》られた歌詞が出色です。

私の心に突き刺さる一節をあげてみます。

「さよならが迎えに来ることを
最初からわかっていたとしたって
もう一回　もう一回
もう一回　もう一回

何度でも君に逢《あ》いたい」

愛する人が臨終に瀕《ひん》したときの、家族のやむにやまれぬ情動を、私はそこに重ね合わせてしまうのです。

別れが来ると（頭では）分かっていても、やっぱり、

「もう一回」目を開けてほしい。

「もう一回」話がしたい。

「もう一回」医療が助けてくれるかもしれない。

学生たちに、このような話題をふると、三、四人に一人は「自分もキセキとかを信じているので、最後まであきらめられない」と言います。「もう一回」って思ってしまうと。おそらく私もそうです。

学生時代に、祖父の病気と死を経験した時のことをお話ししましょう（それまで、私

は近しい身内との死別を経験したことがありませんでした）。祖父が末期のがんであるということが分かり、主治医の勧めに従って、できる限り家で普段の生活をしてもらっていました。

いつ「さよならが迎えに来る」のだろうと、私はそのことばかりを考えるようになり、夜、眠れなくなってしまいました。堪えがたくなって医療機関を受診したとき、担当医から「おじいさまは何歳ですか？」と聞かれました。「九十一歳です」と私が答えると、「九十過ぎていれば、がんがなくても……」と、担当医が独り言のようにぼそっとつぶやきました。

そのとき、はっと悟りました。人間は死ぬのが「自然」なのだと。それまで、知識として当たり前のように（頭で）理解していたことが、不意に心のなかにまでストンと落ちてきたような気がしました。

自分に親しみ深いものと離れなければならないことが「自然」なのか……。今の今まで、とてもなじみ深いものに感じられていたこの世界の景色が、急速に色を失い、自分に背を向けて遠のいていってしまったかのような疎外感を覚えました。人間の存在のはかなさ、「自然」のつれなさのようなものが、ひしひしと肌で感じられ、その衝撃に打ちひしがれました。

その後、祖父は眠っている時間がだんだんと増え、最後は何日間も目覚めないまま亡くなりました。わたしたち人間は、いずれすべてをのこしてこの世を去っていく。それが「自然」なのかと、日常性のうちに埋没してしまっていた「死」という自然の深淵《しんえん》を目の前にして、それまでの人間観、人生観をゆさぶられたかのような気がしました。

生きとし生けるもののすべてが、成長を終えた時点から老いへと向かい、やがて死んでいくという生物学的事実、自然の摂理というのは、私たち人間にとって、抗《あらが》うことのできない、厳粛な「運命」なのだなぁと、人間存在のはかなさを、全身で感じ取った出来事でした。

死は生の出来事ではない

人はおしなべて生という「死に至る病」を抱えていますが（生きているものである以上、いつか必ず死ぬ時が来る）、私たちが「死」を、「生」や「日常」の延長としてすんなり受け入れることは容易ではありません。「死」は、何かしらそれらとの断絶を意味しています。

在宅看取りは、ある意味、このような私たちの死生観を根本からくつがえす（問い直す）行為にあたるのだと思います。日常の生活そのもののなかに、「死」を迎え入れようとするのですから。

そのために、「死ぬこと」を「最期まで生き切ること」として捉えたり、「よく生きること」を「よく死ぬこと」（満足な死）と言い換えてみたりします。つまり、「死」を「生」の延長線上にあるものとして捉えることによって、何らかの形で、「死」が私たちのコントロール（意思決定）の及ぶものであるかのように考えようとするのです。

でも、どんな言葉に置き換えて表現したとしても、「死は人生の出来事ではない。死を人は経験することがない」のです（ルートヴィヒ・ウィトゲンシュタイン『論理哲学論考』）。

「死」は誰もが経験したことのない、生きているものの側からは語ることのできない出来事です。ですから、やはり「死」は、生きている私たちにとっては根源的に理解できない、底知れない不可解さ、恐ろしさをもつものです。私たちが、そのような「死」を恐れ、避けようとするのも、致し方ない「本能」のようなものでしょう。

住み慣れた自宅で、家族が「死」に瀕している姿を前にすれば、その非日常的な恐ろしさがこみあげてきて、パニックになってしまうのも無理はないでしょう。そして、「死」の現実を何とか避けようとして、「医療はわれわれを死から遠ざけてくれるはず」と思いこんだり、医師や看護師が何とかしてくれるだろうという感覚を捨てられないでいたりするのです。

それは「死」を恐れる人間の本能や情動に根差した反応なのですから、「在宅の方が、ご本人の苦痛が少ないですよ」と理屈による説明で働きかけても、なかなか当事者の心にはストレートに届きにくいのかもしれません。

読者のみなさんは、どのようにお考えになるでしょうか。

自分の家族が「畳の上で死にたい」と希望していて、いざ、その最期がやってきたとき、冷静に「本人が望んでいるのだから」と、そのまま家で看取る決意ができるでしょうか。

あるいは、そのようなときに、パニックに陥って、「畳の上の死」の希望を叶えてあげられなかったと後から悔いることがないように、事前に（普段から）どのようなことを考えておく必要があるでしょうか。

日常のなかで、「万が一のこと」を考えるのは、とても難しいことです。生きている私たちにとって、「死」は経験できないことなのですから（「死は人生の出来事ではない」）。でも、「看取り搬送」のケースは、決して他人事ではありません。家族を大事に想うのなら、一度だけでも、徹底的に、この問題を考えてみていただきたいと思います。

「このまま穏やかに看取りましょう、救急車は呼ばずに」

高齢のフレイルな人であっても、状態に応じて、治療すれば回復できることもあります。ですから、在宅療養をしている高齢者を搬送すること自体が、問題なのではありません。その人の容態が悪化した場合、治療すれば回復するのか、それとも、その人は死へ向かう不可逆的なプロセスに入ったのかの〝見極め〟が重要になってくるのです。
その判断そのものは、家族ではなく、医療者の側にゆだねられるべき事柄です。

がんの場合は、終末期のプロセスを見極め、見通しを得ることはあまり難しくはありません。がん以外の高齢者の看取りについても、最近、経過についての判断がかなり定まってきたと言われています。

けれども、治療すべきか、看取りをするべきかという判断は、ときに非常に難しく、医師でも判断できないことがあります。せっかく在宅で療養しているのに、往診に来ている医師から、最期の時には「救急車を呼んでください」と言われてしまうことも少なくありません。救急隊員や病院に、治療すべきかどうかの判断をゆだねきってしまっているのです。何のための在宅医療なのでしょうか。

あるいは、医師の休診日に療養者の容態が急変したら、「救急車を呼ぶこと」という取り決めを家族にさせたり、深夜などの時間外に、患者や家族からSOSの連絡を受けても、「救急車で病院に行ってください」という医師もいたりするそうです（『産経新聞』前掲）。

在宅医療は広がりつつあり、二十四時間三百六十五日対応する「在宅医療支援診療所」も増えていますが、その質には歴然とした差があるのが現状です。

私の理想は、自分自身や家族が死の帷《とばり》に包まれようとしているとき、的確に見通しを説明しながら、本人の希望通りに「腹をくくって」、在宅死の実現を惜しみなくサポートしてくれる在宅死のプロにめぐり合えることです。

急変時にも「このまま穏やかに看取りましょう。救急車は呼ばずに」と言ってくれる医師が傍らにいてくれたら、なんと心強いことでしょう。

あとがき

本書では、議論の起点として、ＱＯＬという生命倫理のキーワードを使ってみました。ＱＯＬは、哲学・倫理学の研究者にとっては、すでになじみのある概念です。重度障害児・者の「いのちの状態」について、そのいのちの意味や価値を問う議論や、第三者によるＱＯＬの判断は可能なのかといった議論は、生命倫理学に触れたことのある人なら、どこかで聞いたことがあるでしょう。

このＱＯＬという、倫理学の分野で使いこまれてきた概念を、高齢者の「フレイル」や「地域包括ケア」、「看取り搬送」などをめぐる、現代社会が直面しつつある新たな課題を検討するための、足がかりにしてみようと思いました。

ＱＯＬの問いかけ一つで、これらに含まれている倫理問題の様相を、どこまでみなさんにお伝えできるかが、私自身にとっての挑戦でもありました。

今後、日本は「人生一〇〇年時代」に突入すると言われています。いま若い世代のみなさんが五十代、六十代となって「老後」を考えるようになる二〇六〇年には、百歳を超えて生きる人も珍しくはなくなっているでしょう。

みなさんは、「人生一〇〇年」をどのように生きたいですか。百歳まで、ワクワクするような「生きがい」をもち、住み慣れた地域や自宅で「自分らしい生活」を貫いて、最期までこの「いのち」を生き切る。「よく生き、よく死ぬ」、そのような自分自身の姿を、今のうちから、できるだけ具体的に思い描いてみませんか。

ＱＯＬは、いわば「よく生き、よく死ぬ」ことをテーマとした、生命倫理学の深淵《しんえん》な世界を覗《のぞ》くための接眼レンズのようなものです。けれども、同時にそれは、たんなるレンズではなく、いのちをめぐる問いの次元へと、みなさんを案内してくれる開かれた扉でもあり、現代社会に生きる私たちが、医療技術（キュア）と人間性との接点について思考をめぐらせていく際の、よき道標ともなるのです。

この小さな本が、ＱＯＬという入り口を通じて、生命倫理という学問の奥行きを広げ、読者のみなさんが「人生一〇〇年」を「よく生きる」ためのきっかけとなれば、とても嬉しいです。

最後に、本書の企画を快くお引き受けくださり、世に出すための力強いバックアップをいただいた筑摩書房の金子千里さんに、心より感謝申し上げます。

小林亜津子

二〇一七年十月九日

ちくまプリマー新書292

QOLって何だろう 医療とケアの生命倫理

二〇一八年二月十日 初版第一刷発行

著者 小林亜津子(こばやし・あつこ)

装幀 クラフト・エヴィング商會
発行者 山野浩一
発行所 株式会社筑摩書房
　　　　東京都台東区蔵前二-五-三 〒一一一-八七五五
　　　　電話番号〇三-五六八七-二六〇一(代表)
　　　　振替〇〇一六〇-八-四一二三三

印刷・製本 中央精版印刷株式会社

ISBN978-4-480-68996-2 C0247 Printed in Japan
©KOBAYASHI ATSUKO 2018

乱丁・落丁本の場合は、左記宛にご送付ください。
送料小社負担でお取り替えいたします。
ご注文・お問い合わせも左記へお願いします。
〒三三一-八五〇七 さいたま市北区櫛引町二-一六〇四
筑摩書房サービスセンター 電話〇四八-六五一-〇〇五三

本書をコピー、スキャニング等の方法により無許諾で複製することは、
法令に規定された場合を除いて禁止されています。請負業者等の第三者
によるデジタル化は一切認められていませんので、ご注意ください。

日本音楽著作権協会 (出)許諾第一七一三八五二-七〇一号